皮肤管理真相

来自资深皮肤美容专家的经验分享

主编　廉翠红

副主编　李东霓　朱敏刚　王西京　莫美玲

编委　马喆　关立昕　张思　王月
胡文婷　陈业莉　许丽　刘井清
刘双飞　张传香　王音　潘芳
王庆杰　王小絮

老化　色斑　激素依赖性皮炎　敏感性皮肤　痤疮

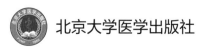

北京大学医学出版社

PIFU GUANLI ZHENXIANG——LAIZI ZISHEN PIFU MEIRONG
ZHUANJIA DE JINGYAN FENXIANG

图书在版编目（CIP）数据

皮肤管理真相：来自资深皮肤美容专家的经验分享/
廉翠红主编.—北京：北京大学医学出版社，2024.1
ISBN 978-7-5659-3007-2

Ⅰ．①皮⋯　Ⅱ．①廉⋯　Ⅲ．①皮肤病－诊疗　Ⅳ.
①R751

中国国家版本馆CIP数据核字（2023）第192896号

皮肤管理真相——来自资深皮肤美容专家的经验分享

主　　编：廉翠红
出版发行：北京大学医学出版社
地　　址：（100191）北京市海淀区学院路 38 号　北京大学医学部院内
电　　话：发行部 010-82802230；图书邮购 010-82802495
网　　址：http://www.pumpress.com.cn
E-mail：booksale@bjmu.edu.cn
印　　刷：北京金康利印刷有限公司
经　　销：新华书店
责任编辑：李　娜　　责任校对：靳新强　　责任印制：李　啸
开　　本：710 mm×1000 mm　1/16　印张：15.25　字数：285 千字
版　　次：2024 年 1 月第 1 版　2024 年 1 月第 1 次印刷
书　　号：ISBN 978-7-5659-3007-2
定　　价：108.00 元

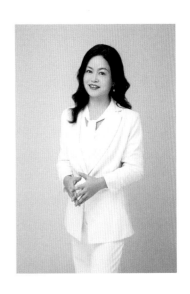

廉翠红，医学博士，教授，主任医师，硕士研究生导师。毕业于中国协和医科大学皮肤病研究所，比利时布鲁塞尔自由大学附属医院访问学者。现就职于深圳大学第一附属医院（深圳市第二人民医院）。从事皮肤科临床、教学和科研工作20多年。

现任中国女医师协会皮肤病专委会常务委员、中华医学会皮肤性病学分会激光美容学组委员、中国整形美容协会医美互联网与自媒体专业委员会主任委员、广东省医学美容学会毛发医学分会副主任委员、深圳市健康管理协会皮肤科专业委员会主任委员、深圳市医师协会皮肤科医师分会常务理事。

负责和参与国家级、省部级及市级科研计划项目多项，主持国家级和省市级继续医学教育项目多项。曾获辽宁省科技进步奖二等奖，多次获得深圳大学第一附属医院"优秀教师奖""医德高尚奖"及"优秀先进个人奖"。在国内外期刊发表科研及临床研究论文100余篇（其中SCI收录10余篇）。主编《一本书读懂损容性皮肤病》《一本书读懂美容与保养》《药妆品真相》，副主译《Plewig & Kligman 痤疮与玫瑰痤疮》。《皮肤性病诊疗学杂志》审稿专家。

擅长难治性皮炎湿疹类变态反应性皮肤病、皮肤真菌病、痤疮、脱发及色斑的诊治，对各种皮肤美容问题具有丰富的皮肤管理经验。对慢性难治性及高发性皮肤病开展慢病皮肤管理，倡导医学科普诊前及诊后患者教育，在皮肤科互联网及自媒体领域有一定影响力。

随着时代的进步和人们在护肤意识上的觉醒，"皮肤管理"遍布大街小巷，然而什么是真正的皮肤管理？皮肤科医生、美业从业人员及普通消费者如何才能正确做好皮肤管理？这些都是值得深入探讨的专业话题。然而，迄今为止还没有一本书籍就这个问题进行全面的解析。

我们知道，传统的皮肤美容方法已经存在了很多年，皮肤管理也早已不是什么新鲜事物，那现在为什么还要强调"皮肤管理"的概念呢？原因就是：传统的皮肤管理理念存在诸多弊端，比如方法单一、针对性不强、副作用较大、方案缺少整体性和持久性，医学美容和生活美容各自为政、互相独立、彼此排斥，获得的效果往往不尽如人意。

半个多世纪以来，人们对皮肤管理的诉求愈加迫切、直接。爱美人士们为了拥有好皮肤，在护肤的道路上勤勤恳恳，甚至千方百计另辟蹊径。然而，作为一名从事皮肤医学美容及问题皮肤管理工作 20 多年的皮肤病学博士及皮肤科主任医师，我在临床工作中发现，由于缺少专业皮肤科知识的加持和专业皮肤管理的指导，由于错误的护肤方式，导致各种干燥粗糙、过敏敏感、出油长痘、发炎泛红、毛孔粗大、过早老化等问题皮肤非常普遍，而某些所谓的"皮肤管理"机构不但没能解决求美者的皮肤健康管理诉求，反而造成了诸如激素依赖性皮炎、玫瑰痤疮、各种继发性敏感性皮肤等棘手问题，令人痛心！同时，我也注意到，非常多的皮肤管理从业人员急切地渴望有一本专业的皮肤管理书籍能给予他们帮助和指导，他们渴求皮肤管理知识，渴望系统地学习专业皮肤管理。

因此，我和李东霓教授、朱敏刚院长、王西京教授等业内资深且长期深耕皮肤管理的皮肤科专家们经过商讨，共同决定编写一本皮肤管理的书籍。可以说，是使命感及大爱促成了这本书的诞生。能运用自己的专业知识，帮助更多的求美者和美业从业人员做好皮肤管理，是我们编写这本书的初心！

为了广大求美者和美业从业人员更好地理解、应用，以及方便皮肤科医生向患者进行皮肤管理的宣教指导，我们力争用通俗易懂的语言，科学而又精准地讲解皮肤管理全流程的相关知识，其中包括皮肤学知识，常见皮肤问题（包括老化、色斑、敏感性皮肤、痤疮、激素依赖性皮炎等）的原因和高效解决方案，特殊人群（孕产妇、婴幼儿）和特殊部位（毛发和头皮、眼唇）的皮肤管理，以及常用的皮肤管理技术（光声电、注射及美塑）。相对于传统的单一皮肤管理方法去解决多种问题，本书中介绍的皮肤管理方法更倾向于运用综合方法、定制方案来解决特定问题，即根据求美者的特定皮肤问题，量身定制综合方案，解决以往单一方法无法解决的问题。同时，现代化的皮肤管理绝非是一劳永逸、一蹴而就的，而是长期持续、跟踪回访并在专业医生的指导下不断调整方案的动态终身管理。

希望大家能从本书中学有所获、学有所成、学有所用。

廉翠红

第 4 章　色斑的皮肤管理

第 7 章　激素依赖性皮炎的皮肤管理

第8章　孕产妇的皮肤管理

第 9 章　婴童的皮肤管理

第 10 章　不同皮肤类型的皮肤管理

第 11 章　眼部及唇部的皮肤管理

第 12 章　毛发保养及头皮管理

第 13 章　激光美容技术与皮肤管理

第 14 章　超声美容技术与皮肤管理

第 15 章　黄金微针射频美容技术与皮肤管理

第 16 章　注射及美塑疗法美容技术与皮肤管理

第 1 章　认识皮肤管理

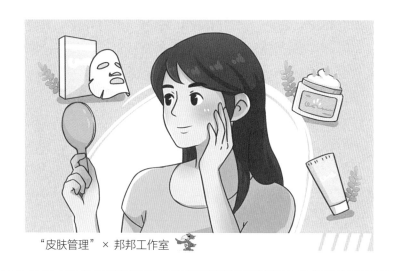

"皮肤管理" × 邦邦工作室

　　皮肤是人体最大的器官，覆盖人的整个体表，具有屏障和吸收、分泌和排泄、体温调节、感觉、免疫、呼吸、内分泌等重要的生理功能。人体正常皮肤有两方面的屏障作用：一方面保护机体内各器官和组织免受外界环境中物理、化学和生物等有害因素的侵袭，另一方面阻止组织内的各种营养物质、水分、电解质等的流失。由此可见，良好正常的皮肤状况是保证我们生存必不可少的条件之一。

　　为什么人们都比较重视皮肤的表象呢？人们在温饱问题解决后，开始有了进一步的需求。除了精神需求外，对自身美的要求也逐渐提高。我们肉眼可看到的器官除了眼睛、鼻子、嘴巴、耳朵之外，主要就是皮肤。皮肤情况的好坏直接影响着个人的自信以及他人对自身的印象。举个例子：两个应聘者去面试同一职位，两人的学历等基本情况相差无几，其中一人面容姣好，面部皮肤无明显皮疹、斑点及色素沉着；另一人则是痘痘肌，满脸的丘疹、脓疱、痘印甚至痘疤，皮肤暗沉、粗糙，相信绝大多数招聘单位都会选择前一位应聘者。不得不否认，在这个"看脸"的时代，人们常常被颜值所左右。皮肤没管理好，会让人怀疑其他方面的能力，所以健康肌肤的重要性不言而喻。

　　"皮肤管理"是一个近几年比较时髦的名词，目前还没有关于皮肤管理的明确定义。皮肤管理一般是指在医学背景基础上更加专业的个性化皮肤指导，其中包括使用各种功能性的仪器以及具有不同功效的产品。因为带有医学背景，所以皮肤管理自出现在市场上后就受到消费者的广泛关注。

　　皮肤管理有别于传统美容行业的一大特点就是有强大的专业支撑。医学是处理各种疾病、促进健康的一门学科。皮肤管理涉及的医学内容主要是皮肤科学。为什么皮肤管理一定要有皮肤科的医学背景呢？不管是痘痘肌、敏感肌还是色斑，都是皮肤功能或者结构出现了问题。如果不知道疾病的诱发因素以及组织细胞结构变化，治疗起来就会比较盲目，往往只能做到"头痛医头，脚痛医脚"，不能从源头上去防治。

皮肤管理并非简单的皮肤护理。皮肤管理需要根据每个人不同的特点及需求做出正确的判断，然后设计合适的方案，综合应用各种手段以达到某种效果或者目的。就像痘痘肌，有的只是零星地冒点粉刺，有的则是严重的结节囊肿型痤疮。对于不同类型和严重程度的痘痘，整个治疗以及维护过程使用的方案有很大的差异，不能千篇一律。

作为皮肤科医生，当患者前来就诊时，首先需要听清患者的病情描述。不少皮肤问题凭肉眼就可以判断，例如痤疮、皱纹、雀斑等；但有的皮肤问题则需要患者提供详细病史，例如激素依赖性皮炎、玫瑰痤疮等。在对疾病做出准确判断后，就需要明确接下来的整体方案。其实很多皮肤问题跟患者使用的护肤产品以及生活、饮食习惯有关，甚至源头就出在某些美容院的不正规操作或护肤品上。医生需要向患者做好健康宣教，避免对皮肤的再次损伤刺激。就拿激素依赖性皮炎来说，相对于用药，这类疾病更重要的是后续随访跟踪及宣教，要帮助患者树立治疗疾病的信心，让她们真正摆脱激素的依赖。

皮肤管理需要皮肤科医生等专业人员积极参与其中，用规范和科学维护行业的健康发展，并鼓励每一位求美者理性、科学求美，同时也需要国家监管机构的监督，共同促进我国皮肤管理行业蓬勃发展，为大众带来健康、美丽的肌肤。

了解皮肤

所有护肤和医美技术都离不开对皮肤结构的深入了解，只有真正了解皮肤的结构和功能，才能正确做好皮肤管理，最大程度地减少对皮肤的损伤及副作用。

● 皮肤的结构

皮肤是人体最大的器官，重量约占体重的15%，而一个成年人的皮肤面积可达1.5 ~ 2平方米。这个器官系统还包括毛发、指甲和产生汗液及油脂的腺体，因此皮肤管理的对象不仅包括皮肤，还包括毛发及指甲。皮肤具有保护、感觉、调节、吸收、分泌、排泄以及呼吸等功能。皮肤分为表皮、真皮和皮下组织三层。表皮是最外层的皮肤结构，直接与外界环境接触。皮肤内的血管能调节体温。皮肤还能利用阳光制造维生素 D，促进钙的吸收。正常皮肤的表面还有一层透明的弱酸性膜，主要由皮脂腺分泌的皮脂和汗腺分泌的水分融合而成，称为皮脂膜，是皮肤的第一层保护膜。

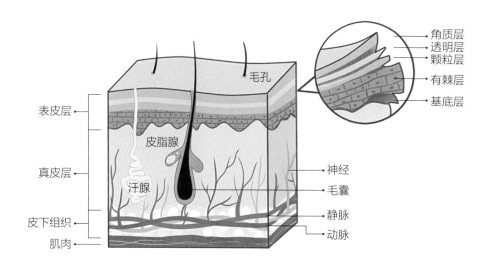

◆ 表皮

表皮由扁平细胞构成，从外到内依次分为角质层、透明层、颗粒层、有棘层和基底层，共五层。角质层由无核的角质细胞构成，没有生命，也不透水，如同粗糙坚硬的树皮，虽然有失美观，但却具有非常重要的保护作用，比如防止组织液流失、抵抗外界的感染等功能，脱落后成为皮屑。所以，我们要保护这层屏障，不要随意使用所谓"去角质""磨皮"甚至"化学剥脱"类的方式去破坏它。皮肤基底层为表皮细胞的生发层。正常新生细胞的分裂大约需要 13 天，从基底层成长到角质层死亡脱落大约为 28 天。基底层的细胞不断增生、外移，以补充不断脱落的角质层。这也告诉我们在皮肤管理过程中要遵循这个科学规律，没有一蹴而就的美白、祛斑及抗衰方法。基底层内含有黑素细胞，产生黑色素，防止紫外线损伤内部组织。朗格汉斯细胞和梅克尔细胞则分别处理免疫反应和感觉。

人体皮肤厚度一般为 0.5～4 毫米，身体不同部位的皮肤厚度不同。手掌和脚底的表皮较厚，厚度在 0.8～1.4 毫米；肘窝、面部和眼睑的表皮厚度较薄，只有 0.07～0.3 毫米；其中眼睑的厚度最薄，不足 0.1 毫米。

◆ 真皮

真皮由致密结缔组织构成，有许多弹力纤维和胶原纤维，具有较好的弹性。手掌和脚掌的真皮层较厚，约 1.4 毫米；眼睑等处较薄，约 0.05 毫米。真皮层由浅入深依次为乳突层和网状层。乳突层与表皮的基底层紧密相连，含有丰富的毛细血管、淋巴管、神经末梢等。网状层向下与皮下组织相连，含有丰富的胶原纤维、弹力纤维和网状纤维，为皮肤提供弹性和韧性，毛囊和腺体（汗腺和皮脂腺）也位于网状层中。

◆ 皮下组织

皮肤最内层为皮下组织，属于疏松结缔组织，含有大量脂肪细胞，主要用途是储存脂肪。皮下组织包含将真皮附着于肌肉和骨骼的结缔组织，并且支撑真皮中的血管、神经和腺体。

细胞外基质是各种蛋白质、脂肪和胜肽的统称，主要成分有：

弹性蛋白：存在于真皮中，为皮肤提供弹性。

角蛋白：是皮肤最外层的蛋白质，起到保护和隔离的作用。

胶原蛋白：存在于真皮中，皮肤中大部分蛋白质由胶原蛋白构成，起到保水的作用。

脂质：起到锁水、保湿的作用。

胜肽：是一长串具有特定功能的氨基酸链，分子量高于氨基酸，但小于蛋白质。

● 皮肤的颜色和分型

做好皮肤管理，首先要了解皮肤的性质。皮肤的状况因体质、环境、年龄、性别而有所不同。我们必须充分了解自身皮肤，并根据各阶段的肤质变化来调整护肤品或保养习惯，这样才不会引起皮肤肤不适，造成皮肤问题。

◆ 根据皮肤晒后的反应分类

根据色素沉着的程度和晒后红斑的不同，依次分为 1 型、2 型、3 型、4 型、5 型和 6 型皮肤。白种人多属于 1~2 型皮肤，黄种人多属于 3~4 型皮肤，黑种人则属于 5~6 型皮肤。黄种人相对于白种人更容易出现色素沉着。

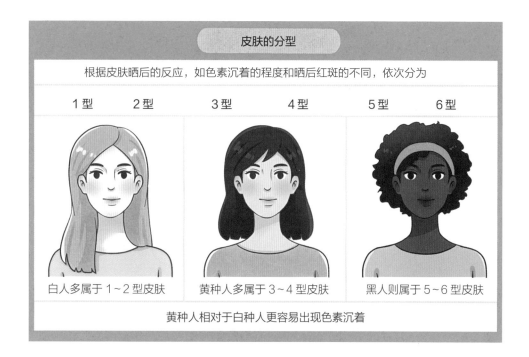

皮肤的分型

根据皮肤晒后的反应，如色素沉着的程度和晒后红斑的不同，依次分为

| 1型 | 2型 | 3型 | 4型 | 5型 | 6型 |

白人多属于1~2型皮肤　　黄种人多属于3~4型皮肤　　黑人则属于5~6型皮肤

黄种人相对于白种人更容易出现色素沉着

◆ 根据皮脂分布和表皮含水量分类

1. 中性皮肤：角质层含水量正常（10%~20%），皮脂分泌和酸碱度适中，紧致细腻、有弹性，表面光滑、润泽，毛孔细小，是标准的健康皮肤，多数出现在小孩当中，通常以10岁以下发育前的少女为多，而青春期过后仍保持中性皮肤的很少。

2. 干性皮肤：角质层水分含量低于10%，皮脂分泌少，皮肤干燥、脱屑，无光泽，肤色晦暗，易出现色素沉着。脸部皮肤较薄，易敏感，不易上妆。但外观比较干净，皮丘平坦，皮沟呈直线走向，浅、乱而广。皮肤容易产生皱纹和松弛等老化现象，相对不容易长痘。干性皮肤又可分为缺油性和缺水性两种。

3. 油性皮肤：角质层含水量正常或降低，皮脂分泌旺盛，皮肤表面油光明显，外观暗黄，肤色较深，毛孔粗大，易发生痤疮、毛囊炎、脂溢性皮炎等皮肤病。皮肤弹性较佳，不容易起皱纹、衰老，多数对外界刺激不敏感。皮肤吸收紫外线容易氧化变黑，易脱妆。

4. 混合性皮肤：一般是指面部T区为油性皮肤，两颊为干性或中性皮肤，多见于20~35岁人群。

名称	中性皮肤	干性皮肤	油性皮肤	混合性皮肤
皮肤特点	皮脂分泌和酸碱度适中，紧致细腻、有弹性，表面光滑润泽，毛孔细小	皮脂分泌少，皮肤干燥脱屑，无光泽，肤色晦暗，易出现色素沉着	皮脂分泌旺盛，外观暗黄，肤色较深，毛孔粗大，易发生痤疮、毛囊炎	T区为油性皮肤，两颊为干性或中性皮肤
皮肤示图				
注意事项	多数出现在小孩当中，青春期过后仍保持中性皮肤的很少	皮肤容易产生皱纹和松弛等老化现象，相对不容易长痘	皮肤吸收紫外线容易氧化变黑，易脱妆	混合性皮肤多见于20～35岁人群

（图表标题：皮肤分类）

除主分类外，随年龄的增长，皮肤还会出现其他问题，需要进一步对面部皮肤色素、敏感、皱纹及日光反应做分类。

1. 皮肤色素：中国人大多为黄种人，容易出现深浅不一的色素沉着。根据色素斑点占面部皮肤的比例分为四级。①无色素沉着：面部肤色均匀，无明显色素沉着斑；②轻度色素沉着：色素沉着少于面部1/4，呈浅褐色，炎症及外伤后不易留色素沉着；③中度色素沉着：色素沉着大于面部1/4，小于1/3，呈浅褐色到深褐色，炎症及外伤后可留色素沉着，消失较慢；④重度色素沉着：色素沉着大于面部1/3，呈深褐色，炎症及外伤后易留色素沉着且不易消失。

2. 皮肤敏感：敏感性皮肤遇外界刺激（冷、热、化妆品、酒精及药物等）容易出现红斑、丘疹、毛细血管扩张，伴瘙痒、刺痛、灼热、紧绷等，对普通化妆品耐受差。根据皮肤对外界刺激及乳酸试验反应分为四级。①不敏感：皮肤对外界刺激无反应；②轻度敏感：皮肤对外界刺激可耐受，短期能自愈；③中度敏感：皮肤对外界刺激不易耐受，短期不能自愈，但很少发生湿疹等变态反应性疾病；④高度敏感：皮肤对外界刺激反应明显，容易发生接触性皮炎、湿疹等变态反应性疾病。

3. 皮肤皱纹：面部皮肤皱纹分为动力性和静止性皱纹两类。动力性皱纹位于面部表情肌附着部位，由于表情肌收缩引起，如额纹、鱼尾纹、下睑皱纹、眉间垂直纹、鼻根横纹、口周垂直纹等。静止性皱纹又称重力性皱纹，为皮下组织与肌肉萎缩加上重力作用所致，主要分布于眶周、颧弓、下颌区和颈部。①无皱纹：没有皱纹，皮肤弹性和紧致度正常；②轻度皱纹：静止无皱纹，面部运动时有少许线条皱纹，皮肤弹性和紧致度略有减低；③中度皱纹：静止有浅细皱纹，面部运动有明显线条皱纹，皮肤松弛，弹性下降；④重度皱纹：静止可见深在明显的粗大皱纹，皮肤明显松弛，缺乏弹性。

4. 皮肤日光反应：根据初夏下午 1 点日晒 1 小时后皮肤出现晒红或晒黑反应分类。①日光反应弱：皮肤日晒后既不易晒红，也不易晒黑；②易晒红：皮肤日晒后容易出现红斑，不易晒黑，基础肤色偏浅；③易晒红和晒黑：皮肤日晒后既容易出现红斑，又会晒黑，基础肤色偏浅褐色；④易晒黑：皮肤日晒后容易晒黑，不易出现红斑，基础肤色偏深。

专家支招

健康皮肤首先要养成良好的生活习惯，保证充足的睡眠，少烟酒，饮食均衡，多食蔬菜水果，每天保持充足的饮水量，进行适宜的体育运动，保持良好的情绪，这些都是好皮肤的重要基础。

其次，除基础护肤外，可根据皮肤状况进一步做针对性护理。①色素皮肤：使用美白产品，加强防晒，必要时使用祛斑药物和光电治疗淡化色斑。②敏感性皮肤：使用相对更温和、安全的医学护肤品，加强保湿并修复皮肤屏障功能。③皱纹皮肤：加用抗皱霜及眼霜，若皱纹较明显，可使用祛皱方法如注射、激光等。④日光反应：如皮肤容易晒红，应加强对中波紫外线（UVB）的防护，使用防晒系数（sun protection factor，SPF）在 30 以上的防晒品。如果皮肤容易晒黑，应加强对长波紫外线（UVA）的防护，使用 UVA 防护等级（protection grade of UVA，PA）++～+++ 的防晒品。应用光敏性药物（四环素、磺胺类、喹诺酮类抗生素、维 A 酸和女性激素等）时，尤其要注意防晒，遮阳伞、防晒衣、防晒帽、太阳镜等可起到物理防晒效果。

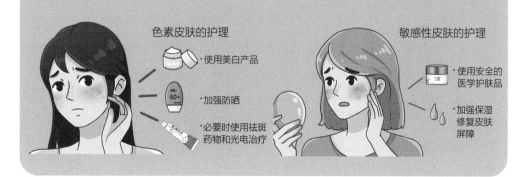

什么是皮肤管理

有些人的皮肤天生白嫩，有些人的皮肤青春永驻，而有些人的皮肤问题却很多，比如肤色暗沉、长斑、时常冒痘、皱纹过早出现等。这一方面与遗传因素的关系密切，另一方面也和我们日常的皮肤管理有关。正确的皮肤管理不仅能极大地改善肤色、肤质，还可以大幅延缓衰老，甚至感觉越来越年轻。而错误的皮肤管理则适得其反，不仅不能改善皮肤，反而会破坏皮肤屏障，带来更多的问题。到底什么才是正确的皮肤管理呢？

顾名思义，皮肤管理指的是通过医学手段结合生活美容的方法，从皮肤分析、制订方案到综合解决以及日常保养、修复在内的一整套科学系统的管理方法，以达到解决皮肤特定问题和整体年轻化的效果。

● 皮肤管理的意义

传统的美容方法已经存在很多年，医学美容护肤也早已不是新鲜事物，那为什么现在还需要强调皮肤管理的概念呢？原因是传统美容的理念存在诸多弊端，比如方法单一，针对性不强，副作用较大，方案缺少整体性和持久性，医学美容和生活美容各自为政、互相独立、彼此排斥，造成的效果往往不尽如人意。

相对于传统的单一美容疗法治疗多种问题（"一对多"），现代的皮肤管理更倾向于运用综合方法，定制方案，立体解决特定问题（"多对一"）。根据每个求美者个体的特定皮肤问题，量身定制综合方案，解决以往单一方法无法解决的问题。同时，现代的皮肤管理绝非一劳永逸、一蹴而就，而是长期持续、跟踪回访，在专业皮肤科医生及专业皮肤管理从业人员的指导下，不断调整方案的动态终身管理。

● 皮肤管理包括哪些内容

现代的皮肤管理是将医学手段和生活美容方式结合在一起的综合定制化管理形式。常用的医学美容手段包括药品、功效性护肤品、针剂注射、光电仪器、微整形等。生活美容手段主要包括清洁、补水导入保湿、手法按摩、生活美容类仪器、熏蒸等方法。

完整的皮肤管理首先需要进行皮肤分析，诊断现有的皮肤问题，确定治疗的先后顺序及具体方案，通常需结合不同方法综合治疗。

医学美容手段　　　　　　　　　　生活美容手段

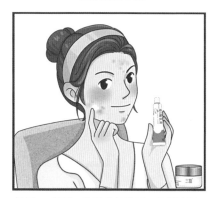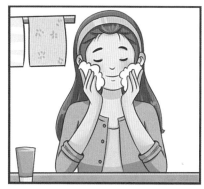

包括：•药品•功效性护肤品•针剂注射
　　•光电仪器•微整形等　　　　　　　

包括：•清洁•补水导入保湿•手法按摩
　　•生活美容类仪器•熏蒸等　　　

1．从功效和目的角度：皮肤管理主要有如下几种类型。

针对敏感皮肤和屏障受损皮肤：修复皮脂膜，恢复皮肤分泌功能，屏障修复，细胞养护，去除红血丝，深层补水。

针对炎症痘痘性皮肤：控制炎症，深层清洁，调整汗腺和皮脂腺功能，减轻痤疮，淡化痘印。

针对色斑类皮肤：肤色管理，祛斑提亮，嫩白肌肤，增强皮肤屏障功能。

针对老化皱纹皮肤：去除皱纹，提拉紧致，调整轮廓。

2．从不同皮肤类型的角度：皮肤管理可分为健康皮肤的管理、亚健康皮肤的管理和问题皮肤的管理。

第 2 章 皮肤管理的误区

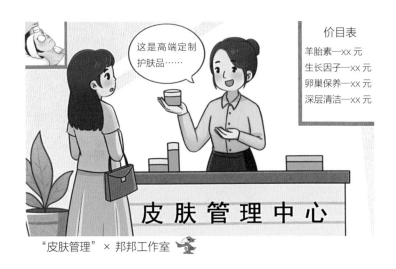

"皮肤管理" × 邦邦工作室

目前，皮肤管理已经深入每一位求美人士的内心。传统的美容院经营模式比较普通、陈旧，主要以面部及身体皮肤养护为主，个体差异性不大，涉及范围较窄，并且随着监管力度日趋成熟完善，对美容行业乱象的种种曝光，开始让消费者着眼于开拓一条新的"求美之路"——皮肤管理。

皮肤管理作为一个新兴行业，加上医学的神秘面纱，使不少消费者都怀着一种盲目崇拜的心理，感觉只要带着"皮肤管理"这四个字的就是"高大上"。对这个新兴领域作出市场反应的第一类人就是传统的美业从业人员。他们大多数有着数年甚至几十年的从业经验，市场嗅觉灵敏，可以明显感知到目前消费者的迫切需求。当皮肤管理这阵风开始刮起来的时候，他们就看到了这个产业的新鲜活力和可能带来的巨大市场，甚至改变了一部分产品的宣传营销模式，比如给消费者推销一款面霜：一瓶主要功能是保湿的面霜在原本的销售模式下卖 500 块钱，不一定有很多人购买，毕竟对于一般的工薪阶层来说，最大的限制点就是价格，说白了就是贵。如果在皮肤管理的加持下，首先会有"皮肤管理师"来分析你的皮肤状况，让你了解自身的皮肤问题，再跟你推荐这款面霜，这样一来消费者更容易接受，购买率大大提升。所以，美业从业人员赚取了皮肤管理的第一桶金。

正规的皮肤管理是建立在医学背景下的，可是有这么多专业的皮肤科医生吗？目前全国皮肤科的医患比例达到 1∶70 000，相当于 70 000 个人才匹配 1 个皮肤科医生，供需严重失衡。而多数皮肤科医生基本都在医院里就业，所以可想而知，正规且高质量的皮肤管理中心是屈指可数的。可目前的现实情况是，大街上随处可见大大小小的"皮肤管理中心"，有的地方甚至"五步一小家、十步一大家"，一般装修风格都比较简单，采用灰、白色调，摆放着一堆产品或几台机器。进去之后，所谓的"皮肤管理师"会跟你分析皮肤问题，让你使用某某产品，加上使用某某仪器，在一大堆科技感十足的新名词包装下，让你先低价甚至免费体验某个项目，突然你会觉得这套路怎么似曾相识。网络上随意一搜，满屏也都是皮肤管理的培训或加盟机构的宣传广告。有些以短期培训为主，对相关人员进行基础培训后就直接上岗经营，类似"速成班"，有点"师傅领进门、修行靠个人"的意思。培训后一般会发一张结业证书，落款机构通常显得十分"高大上"，但其实却无处可查。另外一种经营模式是全方面的服务——加盟，包括店址的选择、装修、人员的培训、设备和产品到后期的消费者维护，原加盟公司会一起承办，但需要付出一笔不菲的加盟费。以上两种经营模式虽然比不上正规的皮肤科医生培养，但多多少少还有点医学知识垫底。而更多的皮肤管理中心只是美容院换了个挂牌名字而已，实则"换汤不换药"。

希望求美者在消费过程中擦亮自己的眼睛，有辨别好坏的能力，如在过程中出现问题，应前往正规医院就诊，不要盲目听从。

打着"皮肤管理"旗号的美容院靠谱吗

● 美容院不等于皮肤管理中心

一想到皮肤管理，很多人会想到美容院，或者打着皮肤管理名头的各种美容中心，觉得这些机构应该是正规的、权威的，起码墙上还有个营业执照，就算没有证，至少"有情有义＋有模有样"，店员深入各个社区，情同姐妹，亲和力强，让许多消费者对此深信不疑，但结果常大跌眼镜。

从定义上来讲，美容院是为人们提供生活美容、皮肤保健等内容的商业经营单元。所以美容院的性质是大众化服务场所，重点在服务的舒适性，而非真正的功效。常见的美容方式包括使用一定的操作手法，如按摩、刮痧等，结合一定的媒介，常见是各种精油、精华、乳霜等，给顾客提供生活美容服务。所以，美容院的经营要求并不是很高，并不要求经营者有皮肤管理和医学专业知识。

再看看美容院的运营。随着经济的飞速发展，广大人民群众生活水平提高后，开始去尝试完善自我，这时形象问题首当其冲，求美人群与日俱增，对自身容貌和形体美的巨大需求凸显。为满足广大求美人士的美好愿望，各种美容院应运而生。目前，大多数美容院主要开展的项目是面部护理和身体护理，通过手法及产品去推广。市面上有各种短期美容培训机构，培训时间较短，一般都是成套常规的按摩手法以及点穴、刮痧等。与这些年我们熟悉的某些"阶段性网红保健品"类似，有些美容院会时不时炒作一些虚无缥缈的概念，从源自武侠的"打通任督二脉"到听着洋气的"羊胎素、生长因子"，从形形色色的"皮肤排毒"到由内而外的"卵巢保养"。而产品是美容院给顾客"专用"的，往往在大型商场等常规渠道看不到，更买不到，产品的"神秘性"和美容院的利益息息相关，里面的真真假假、好好坏坏就更不明朗了。美容院一般会引进外包装比较高端、靓丽、上档次的产品，经营者精于营销心理学和"话术"，给产品加上夸大甚至违心的宣传，号称"纳米""量子""干细胞"，感觉都是诺贝尔奖级别的重大突破，其实都是现代版的"挂羊头卖狗肉"。这些以美容院为主要销售渠道的产品有不少是某些黑心小作坊的产品，且不说有没有营业执照，在国家药监局网站上是否能查到生产批号，连产品原料来源都不明确，包装上标示的成分和实际大相径庭。为了短期效果，有的会违规添加重金属、抗生素、糖皮质激素等，消费者涂抹后立竿见影，感觉非常好，但长期使用则严重影响皮肤正常生理功能。

我们都知道"工欲善其事，必先利其器"。除了专业技能，靠谱的硬件也是基础。貌似功能相仿的仪器，研发成本、设计、材质和生产工艺不同，使用后产生的效果会天差地别。就拿超微小气泡美容为例，小气泡机便宜的可能只需要几百元钱，贵的则需要上万元。按照各个机构的宣传："超微小气泡的作用是通过真空负压形成真空回路，将超微小气泡和营养液结合，通过小螺旋形吸头直接作用于皮肤，深层洁面，清洁老化角质，清洁皮脂，清洁毛孔漏斗部的多种杂质、螨虫及油脂残留物，同时使毛孔漏斗部充满营养物质，为皮肤提供长时间的营养；能提升毛孔吸收水的能力，减缓干性细纹，使补水更通透，达到养肤、护肤、美肤的多重功效。"听着让人很动心，单一个小气泡美容就基本能满足所有女性的理想要求了，把清洁、养肤、护肤统统搞定。但真正使用后，很多消费者发现并不像想象中那么好，面部反而出现红斑、脱皮等情况。这一方面和设备质量有关，比如好的仪器头会用不容易过敏的钛制成，比较低端的仪器头则用镍合金等，长时间使用后，这些镍离子有可能透皮吸收，引起皮肤过敏或刺激，继而破坏皮肤屏障功能，导致后续出现一系列皮肤问题。一般的美容院经营者为了更高、更快的经济回报，不会引进特别高端的仪器，反正包装得足够好，样子差不多就行，营销比内涵更重要。另外，"深层清洁"本身就是个深不可测的坑，这些机械作用如果真的能深入毛孔或影响皮脂腺，想想也很恐怖。过度清洁是造成许多敏感性皮肤的重要因素，没有让脸垮掉已经是很幸运的事了。

● 美容师不等于皮肤管理师

除了仪器和产品本身的差异，操作的人更为关键，美容师不等于皮肤管理师。在理论知识方面，皮肤管理师一定要有皮肤科学、化妆品学等基础知识，而不是短短几天速成班就可以掌握的；在实操技能方面，需要针对不同的皮肤问题，给出经实践论证的综合治疗方案，通过标准化的操作来保障质量和安全；在具体服务过程中，皮肤管理师需善于沟通，了解求美者的实际需求，对问题皮肤进行辨证及归类，之后进行正确的行为干预。因此，皮肤管理对于从业者的知识储备、技能水平和职业认知提出了更高的要求。

商家以盈利为目的本无可厚非，但如果只是为了短期效果和眼前利益，那必然会带来许多问题。有些美容院经营者无任何医学背景，对于医学科学毫无敬畏之心，为了经济收益，甚至颠倒常识，比如常错误地宣传"不能去医院就诊，如果去了就会用激素，会带来一系列可怕的后果"。其实糖皮质激素本是治病救人的良药，可怕的不是药物本身，而是不明不白地滥用。他们利用对爱美女性心理的了解，夸大功效，促使求美者更多地消费，甚至借"中医""古法""高科技"的名义，进行各种虚假宣传，使常规的生活美容戴上了医疗的光环。求美者在经过疯狂推销以及洗脑后，会深信不疑并进一步接受更多的"神奇"项目。

真正的皮肤管理中心和常规的美容院服务有着本质区别。除了追求舒适，更需要用专业的知识解决求美者的皮肤问题。将医学知识与生活美容相结合，通过中心管理、分期论治、联合手段和维持管理，有针对性和科学性地对皮肤进行修复和养护，改善皮肤的同时能够有效维持皮肤青春、美丽。要实现皮肤管理行业的快速、可持续健康发展，完备的市场监管是重要前提和保障。

看到这里，相信大家对于各种打着"皮肤管理"旗号的美容院是否靠谱，都会有自己心中的一杆秤。我们既要擦亮眼睛、规避风险，也要对未来发展充满信心。

皮肤管理就是生活美容吗

● 皮肤管理并非"升级版"的生活美容

首先，我们要明确一下生活美容的定义。生活美容作为一种非侵入性的手段和方法，其主要运用化妆品、服饰、发型和非医疗器械等手段来美化人体，比如面部保养、美颈、美腿等，同时给予指导、形象设计和美体等服务项目。其性质带有保养或者保健性质。由此可见，生活美容比较偏向于修容类以及按摩服务类，给消费者外观上的改善以及身体舒适度的提升。

再说一下皮肤管理，其内涵是更适合每个个体的差异化的整体护肤指导，是建立在皮肤科学基础上的专业皮肤护理，而非简单的某种美容项目或者美容产品。皮肤管理首先要了解皮肤的基本结构，皮肤各部分运作机制、功能以及作用，再根据个体皮肤评估制订整体管理方案，以达到更好的效果。所以，皮肤管理师需要掌握必要的皮肤科学和美学知识，用可行的综合性解决方案来维护健康和美丽。皮肤管理并非生活美容的简单升级，无论是皮肤评估，还是管理方案和目标，都区别于传统的美容。

皮肤管理针对各类亚健康和问题皮肤，合理运用现代技术、专业设备、功效性护肤品来制订皮肤管理方案，为消费者提供高效的个性化服务，比传统意义上的生活美容更专业、更科学化，又比医学美容简单、快捷、安全，是一种符合当下消费需求的新趋势。

通过前面文字的阅读，相信大家对皮肤分类以及常见皮肤问题有了初步了解，不同皮肤类型以及不同皮肤问题所需要的应对方式是不同的。目前，生活美容的内容比较单一，做不到精细化以及个性化。皮肤管理会根据每个人的皮肤性质以及相应问题，提出切实可行的整体方案，以改善或者解决皮肤问题，维持皮肤的年轻化，使人更青春、美丽，并不是单纯的缺水了做做补水面膜，有斑了用用祛斑产品。

● 皮肤管理的核心是优秀的皮肤管理师、仪器和产品

就像前文所说的，合格的皮肤管理师需要有一定的医学知识背景。而专业能力的提升不可能一蹴而就，正规医学生最起码需要5年的本科学习，系统学习解剖学、生理学、病理学、药理学以及各临床学科。皮肤医学的知识储备更是需要长时间积累，理论和实践缺一不可，才能对各种皮肤性质做出正确的判断，提出切实可行的管理方案，所以要成为一名合格的皮肤管理师并不容易。

现在市面上有很多皮肤管理师的速成班，不仅要教授皮肤医学的内容，还要培训仪器和产品的使用等，可想而知，所学都只是皮毛而已。待培训结束后，在缺乏足够临床经验的前提下，这些学员就开始上岗，为消费者提供服务，可以想象带来

的结果是怎样的！市面上有不少经营者甚至连正规培训都没有参加过，只在网络上学习点专业化的语言，就包装成了一名"皮肤管理专家"，可想而知其真实含金量了。

所以说，皮肤管理和生活美容无论是两者的定义、内涵，还是起主导作用的核心人才，都有着巨大区别。

皮肤管理就是定期做美容吗

通过前面的介绍，相信大家对皮肤管理和生活美容的区别有了一定了解。但依然有小伙伴会比较困惑：皮肤管理是否就是升级版的生活美容？按照一定疗程定期做美容是否就是皮肤管理？

的确，生活美容并非一无是处。虽然目前发展遇到了难以逾越的瓶颈，存在很多根源上的问题，但这么多年的存在必然有其好的方面，比如满足了人们对美的追求和休闲放松的需要，在服务和营销意识上比医院有明显优势。皮肤管理应该吸收其好的方面，摒弃虚假宣传和过度营销，也就是我们常说的"取其精华，去其糟粕"。

从本质来讲，皮肤管理聚焦于皮肤，核心是整体管理，专业性和内涵远非升级版的生活美容可比，具体目标和方法同样差异巨大。皮肤管理内容通常包括八大体系，分别是基础管理、清洁管理、再生管理、焕肤管理、美白管理、祛痘管理、逆龄管理、敏感管理。

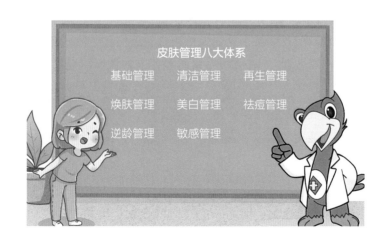

皮肤管理包含了一定的皮肤养护内容。大家知道，皮肤养护需要定期、定时进行，难得一次的养护最多是"昙花一现"，所以需要不断巩固、加强。那和定期做美容有什么区别呢？

● 皮肤管理具有系统性和整体性

首先，皮肤管理具有系统性和整体性，这建立在对皮肤乃至全身状况准确评估的基础上，而不是机械地每周或多长时间做一次治疗。当皮肤基本情况发生变化时，皮肤管理师需要不断更新评估并做出相应的改变。就拿最普通的痘痘肌来说，针对闭口、黑头、丘疹、脓疱、囊肿、结节、色素沉着等，每一种都有相应的有效治疗方式，有些局部处理即可，有些则需要全身调理。而皮损数目多少、严重程度、年龄、性别、部位、有无其他健康状况……都需要全面整体地考虑，有时要每天跟踪处理，到一定阶段则可以间隔较长时间，或在指导下做好居家动态管理即可。皮肤管理并非一蹴而就，更不能一成不变，需要科学、动态的调整。人是一个整体，许多时候"牵一发而动全身"，所以皮肤管理不仅仅针对面部皮肤，颈部、手部、头部等其他部位皮肤都需要关注，如近年来大家十分关注的头皮健康问题。总之，知其理、治其表、善其根，才是皮肤管理健康经营的理论根本。

● 皮肤管理需要制订科学的、个性化的整体管理方案

不同的皮肤管理体系应用的方案不同，同一体系在不同阶段需要的操作也不同。合格的皮肤管理师通过细致观察及良好沟通，做出合理判断，整个治疗过程中可能需要结合仪器检测与操作，从而定期调整最佳参数。就拿近年来越来越多的敏感性皮肤来说，专业人员需要辨别是先天性还是后天伤害所致。如果是后者，则一定要避免进一步伤害，如过度清洁、去角质等不当护肤。然后根据有无刺痛、灼热、瘙痒、紧绷等主观不适，以及红斑、毛细血管扩张等客观表现，来确认敏感的程度和类型。有些较轻的敏感性皮肤做好基础护肤、避免进一步刺激即可，毕竟皮肤有一定的自我修复能力；而已经表现为明显炎症的，则需要及时抗炎治疗，避免炎症进一步损伤皮肤屏障功能。

除了药物和护肤品，一些物理治疗也有很好的帮助，如红肿、灼热明显时，可以通过冷敷、冷喷来缓解。低能量光疗法（low level light therapy，LLLT）中，黄光起到舒缓、镇静作用，红光可以很好地消炎修复，舒敏类射频通过修复皮脂膜并

促进有效成分吸收来起效。而这些设备和产品的品质至关重要，否则只能是装酷的摆设和安慰剂。至于强脉冲光（光子），需要在皮肤状况相对稳定的时候进行，能量、脉宽、脉冲延迟、波长等参数设置至关重要，做好了能综合改善潮红、毛细血管扩张、毛孔粗大和色素沉着等，操作或选择时机不当则会进一步加重皮肤敏感。所以，貌似很普通、很简单，但这些专业设备需要由专业人员来把控，才能最大程度地保障疗效和安全。

而生活美容只能开展一些简单的皮肤护理，例如售卖一些套盒来"定期做疗程"，并包装成"修复、排毒"的高科技项目，有时也会打"擦边球"引进一些仪器，其中的检测设备异常"灵敏"，基本上每个人都会被告知有严重的皮肤问题，比如吓人的螨虫（其实许多正常人皮肤上也有毛囊蠕形螨），却没有真正靠谱的指标；如判断皮肤屏障功能的"经表皮水分丢失（transepidermal water loss，TEWL）"，反正绝大多数顾客是看不懂的，只要显得有科技感、能有利于推销项目就行。在某些"美博会"上甚至还有售价 9800 元的山寨皮秒，乍一看样子还有点像，只是这上百倍的价格差意味着什么，大家应该心知肚明。

皮肤管理的最终目标是维护好皮肤健康，因为健康才是美丽的基础。针对问题皮肤，除了根据皮肤状况在专业机构完成医学方案的制订，皮肤管理会进一步延伸到日常生活中，通过各种形式的健康教育和指导，鼓励每个人成为自身皮肤健康的首席执行官，着眼于全程、全方位的皮肤养护，而不仅仅是定期"去角质""敷面膜"等，因为这些项目短期内的确能让人眼前一亮，瞬间感觉皮肤的光泽、水润都提高不少，但很多时候只是"障眼法"，没过多久就会打回原形，过于频繁还会进一步伤害皮肤。

皮肤科医生经常强调护肤"三部曲"的重要性，也就是"适度清洁、充分保湿、严格防晒"，离开这些基础去谈抗氧化、美白祛斑都是本末倒置。而许多护肤误区源于一些不科学的理念，这和一些商家长期有意无意的诱导密不可分。如把"补水"等同于"保湿"，其实皮肤本身就是个大水库，无论是真皮还是表皮下层都不缺水，最外层的角质层含水量下降主要是因为皮肤屏障功能不佳，水分流失增多，这时候需要通过一些"吸水""锁水"的乳液或霜来帮助"保湿修复"，能和皮肤正常脂质成分相仿更好。如果只是喷点水，或经常敷一些所谓的"补水面膜"，暂时把角质层"喂饱"，显得"水当当"，但这美好的假象只是短暂的，甚至在蒸发的时候还会带走自身水分，最后陷入"越干越敷，越敷越干"的怪圈。皮肤管理并非绝对不能用面膜或隔离霜、BB 霜等遮瑕产品，只是一定要掌握好度，在评估好皮肤状况的前提下谨慎选择。

护肤"三部曲"

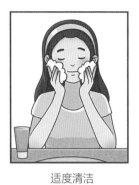

适度清洁

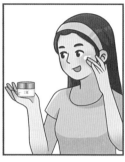

充分保湿

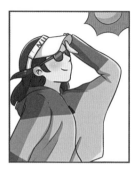

严格防晒

第 3 章　如何做好抗衰管理

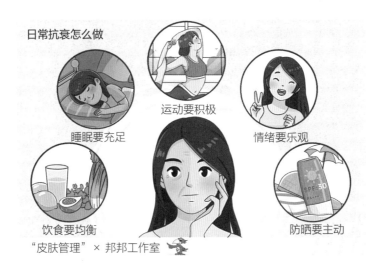

日常抗衰怎么做

睡眠要充足　运动要积极　情绪要乐观

饮食要均衡　防晒要主动

"皮肤管理" × 邦邦工作室

衰老是我们必然经历的身心变化过程。皮肤是身体衰老最显著的部位，也最容易被观察到。衰老是一个循序渐进的过程，皮肤衰老的过程分为自然老化和病理性老化。皮肤病理性老化常见有外在环境引起的光老化以及继发于各种疾病所致的皮肤衰老。

皮肤自然老化是表皮更新、真皮对外来化学物质清除能力、真皮厚度和细胞组成、汗腺和皮脂腺分泌等多方面功能降低的表现。自然老化的皮肤皱纹细且密，皮肤萎缩、变薄。

光老化是皮肤长期受到紫外线辐射引起的皮肤损害。光老化的皮肤皱纹粗且深，呈橘皮、皮革样外观，可出现色素斑、毛细血管扩张、角化过度等表现，表皮不规则增厚或萎缩。

除此之外，寒冷、酷热、过度干燥的空气、污染、吸烟、化妆品使用不当以及高糖饮食等均可加重皮肤老化。

日常抗衰

在日常生活中，我们可以通过改变身体的体质、营养、生活环境和心理状态来对抗衰老。

1. 饮食要均衡：选择多样化的食物，养成低糖、低脂的饮食习惯，不要过度减肥，多食用抗氧化食物如番茄、坚果、花椰菜、菠菜、鲑鱼、葡萄、蓝莓、燕麦等，喝绿茶也有抗氧化作用。

2．睡眠要充足：睡眠不足既影响皮肤新陈代谢，又加速皮肤老化，使皮肤颜色显得暗沉、无光泽。

3．运动要积极：运动有益健康，能促进皮肤血液循环，使皮肤红润、有光泽，刺激皮下胶原再生，延缓衰老。

4．情绪要乐观：积极乐观的情绪能使我们远离恐惧、焦虑和忧郁的心理，让注意力更加专注，让身心更加健康。

5．防晒要主动：紫外线是加速皮肤衰老最重要的因素。日常防晒要遵循"ABC"原则：A 指的是避免（Avoid）紫外线最强的时候外出。B 指的是遮挡（Block），即外出首选佩戴或穿着遮挡物来抵挡阳光中的紫外线，如遮阳帽、防晒眼镜、防晒衣、防晒口罩、遮阳伞等。在 A 和 B 不能满足的情况下，必要时就要选择 C，即防晒霜（Cream）。合理使用防晒霜不仅可以预防皮肤光老化，还有助于已受损皮肤的修复和痊愈。一款理想的防晒霜应同时具备长波紫外线（UVA）和中波紫外线（UVB）双重防护效果，防护作用持久、安全，使用时舒适，稳定性好。防晒霜按成分分为紫外线屏蔽剂（物理类晒霜，含氧化锌、二氧化钛、白陶土等）和紫外线吸收剂（化学类防晒霜，含对氨基苯甲酸、水杨酸酯类等）。防晒霜的使用遵循"一二三"原则，即每次使用一枚硬币大小的量，在出门前 20 分钟涂抹均匀，每间隔 3 小时补涂一次。

医学护肤品抗衰

医学护肤品（medical cosmetics）介于护肤品和药品之间，其本质是护肤品，具有良好的安全性；所含活性成分大多来自纯天然物质，一般无毒副作用，不含色素、香料和防腐剂。医学护肤品在上市前多已经过严格的试验和检测，每种产品的成分和作用机制明确，依据不同皮肤类型和特点发挥不同的功效。

● 医学护肤品怎么选

我们在选用医学护肤品时，应首选经过国家药品监督管理局批准上市的正规产品，以保证使用的安全性和效果，并尽量选择不含香精、色素、防腐剂、激素、重金属的护肤品，以减少这些成分对皮肤的刺激和损害。另外，要根据各人的肤质、不同的季节，以及皮肤的敏感状态来选择合适的护肤品，比如对于敏感性皮肤，建议选择无刺激的舒缓修复型的医学护肤品。

1. 保湿类护肤品：能够增加表皮含水量，减轻皮肤干燥、脱屑，包括保湿洗面奶、保湿化妆水、保湿精华、保湿凝露、保湿凝胶、保湿啫喱、保湿乳液、保湿乳霜及保湿面膜等，建议长期坚持使用。

2. 抗皱类护肤品：主要用于皮肤老化早期出现的细小皱纹和皮肤松弛，减缓皮肤老化进程。分为以下几类：抗氧化成分，如辅酶 Q10、维生素 C、维生素 E、植物性抗氧化剂；细胞生长调节成分，如生长因子、果酸、维生素 A 衍生物（视黄醇等）、多肽、动植物提取物；提高皮肤保湿和修复屏障功能的活性成分，如透明质酸及胶原蛋白。建议长期使用，才能达到最佳的抗衰目的。

3. 祛斑类护肤品：添加了熊果苷、甘草黄酮、氨甲环酸、维生素 C、绿茶、滇山茶提取物等活性美白成分，能够起到祛斑、美白、减少色素沉着的一类护肤品。多用于黄褐斑、炎症后色素沉着、肤色暗沉等皮肤问题，包括美白祛斑水、美白祛斑精华、美白乳液、祛斑霜等。

● 医学护肤品如何使用

除了需要根据个人的肤质来选择护肤品外，各种护肤品使用的顺序、频率和方法也有所不同。

1. 清洁：最好是使用 27 ~ 36 ℃的温水，不可太热，也不要太冷。另外，尽量少用含磨砂成分的洁面剂，并尽量减少对皮肤的揉搓，否则容易损伤皮肤屏障。最好选择温和、无刺激的洁面剂。清洁完后要即刻保湿，最好在清洁后 3 分钟内进行。因化妆品大多含有铅、汞等重金属，尽量少化妆或者不化妆。如果必须化妆，尽量化淡妆，而且要及时卸妆并清洁干净。

2. 保湿：干性皮肤尽量选择滋润型的保湿护肤品，而油性皮肤尽量选择控油清爽的保湿护肤品。湿热的夏季多选择清爽控油的水剂、乳剂来保湿，而干燥的秋冬季则需添加霜剂、油剂来保湿滋润皮肤。

3. 防晒：防晒霜或防晒乳在出门前 20 分钟使用，在外 1 ~ 3 个小时要补涂一次。最好选择透气性好、不闷不油的防晒产品，否则容易堵塞毛孔。最好配合打伞、戴帽子、戴口罩等物理防晒方法。

护肤品的使用

| 清洁 | 保湿 | 防晒 |

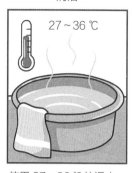 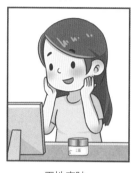 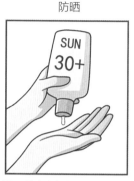

使用 27~36 ℃的温水

干性皮肤：
滋润型的保湿护肤品
油性皮肤：
控油清爽的保湿护肤品

防晒乳在出门前 20 分钟使用

医学美容技术抗衰

如果我们一开始没有重视皮肤抗衰，当已经无法通过日常和医学护肤品来缓解皮肤的老化进程时，我们仍然可以选用成熟可靠的皮肤美容技术，请专业的美容医生根据我们皮肤的类型和特点，有针对性地选择合适的抗衰治疗方案，从而延缓甚至在一定程度上逆转皮肤的衰老进程。

◆ 光电仪器类

1. 激光（laser）：随着激光技术的不断革新，激光在皮肤美容尤其是抗衰方面的地位无可替代。祛斑美白类激光以皮肤黑色素颗粒为作用靶点，如 Q 开关激光和皮秒激光。抗皱嫩肤类激光以皮肤组织中的水为作用靶点，刺激新胶原纤维合成和重塑，使皮肤更为年轻，如二氧化碳激光、铒激光和长脉宽红外线激光。

2. 强脉冲光（intensive pulsed light，IPL）：又叫光子，波长通常为 500~1200 nm。经过 20 余年的发展，光子技术有了极大的飞跃，其功能更加完善，治疗过程舒适，抗衰方面主要用于皮肤祛斑美白、淡化皱纹、收缩毛孔、紧致肌肤等。

3. 射频（radiorequency，RF）：又称射频电流。其原理是：当皮肤被加热到一定温度时，胶原纤维发生收缩和变性，随后胶原不断再生。该治疗可用于紧肤祛皱、改善皮肤松弛、改善肤质、减脂塑形等。射频有单极射频、双极射频、多级射频、微针射频等。

4．超声（ultrasound，US）：其原理是：当超声波在介质中传播时，产生一系列超声效应，发挥皮肤美白、紧致除皱、减脂塑形等功效。超声有超声雾化补水、超声导入、超声嫩肤减脂等。

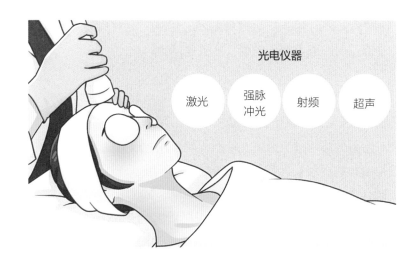

◆ 注射类

1．肉毒毒素（botulinumtoxin，BTX）：肉毒毒素通过抑制乙酰胆碱和其他神经递质的释放，主要用于面部祛皱（眉间纹、额纹、鱼尾纹、鼻背纹、口周纹、颈纹等）。

2．填充剂（filler）：是注射填充真皮或皮下组织的注射材料的统称。其分为非永久性填充材料如胶原蛋白（collagen）、透明质酸（HA）、羟基磷灰石（CaHA）、聚左乳酸（PLLA）、聚己内酯（PCL）等，以及永久性填充材料如聚甲基丙烯酸甲酯微球（PMMA）等。

3．富血小板血浆（platelet-rich plasma，PRP）：来源于自体血液，含有多种活性生长因子，能够增加胶原合成能力和细胞组织的修复，使老化、受损的皮肤及皮下组织再生，达到皮肤修复和抗衰老功效。

◆ 微针类

微针是利用设备对皮肤进行微细穿刺，同时将药物、活性成分、射频能量等同步导入，可以增强皮肤的通透性，使皮肤有效透皮吸收能力显著提高。

1．滚针：利用微针滚轮上许多微小的针头，刺激胶原蛋白的再生，同时导入活性成分，达到改善皱纹、减淡色斑、收紧皮肤的目的。

2．水光针：利用电脑精准控制和负压技术，使每个注射点的注射量均匀一致。根据不同的皮肤状况和需求，可同时搭配透明质酸、肉毒毒素、氨甲环酸、维生素 C、谷胱甘肽、PRP 等其中一种或多种功效成分，有祛皱紧肤、改善肌肤暗沉粗糙、增加皮肤弹性水嫩的作用。

3．射频微针：是射频能量与微针的结合，通过机械刺激以及射频能量的注入，促进皮肤深层的胶原重塑和新生，促进皮肤年轻化。

◆ 化学剥脱类

1．果酸：是从水果、酸乳酪中提取的一系列 α - 羟基酸，通过加快角质层细胞脱落，使皮脂腺分泌物排泄通畅，抑制粉刺形成，能够更新或重建表皮，促进黑色素颗粒的排出，减轻色素沉着。果酸可使胶原纤维、弹性纤维致密度增高，皮肤更加紧实，富有弹性，用于改善皮肤松弛、粗糙、皱纹等。

2．水杨酸：是一种 β - 羟基酸，用于浅层化学剥脱治疗的浓度为20%～30%。

3．三氯醋酸：10%～35% 浓度的三氯醋酸可用于面部和非面部的浅层化学剥脱治疗。

4．高浓度维 A 酸：维 A 酸浓度达到 1% 或 2% 时能够刺激真皮成纤维细胞合成胶原蛋白，用于化学剥脱治疗。

如何做好抗衰皮肤管理

当皮肤细腻，具有光泽和良好的弹性，罕见色斑，肤色均匀一致，毛孔细小，没有过多的油脂分泌，也不干燥时，应当做好防晒，使用医学护肤品，维持现有皮肤状态，包括保湿剂、美白剂和防晒剂。

当皮肤存在敏感、潮红、粗糙干燥、暗沉、色斑、毛孔粗大、皱纹和松弛等问题时，除了紫外线防护和使用医学护肤品之外，我们还可以选择光电技术和抗老化注射，对皮肤进行对症管理、长期维养。

当皮肤屏障严重受损，极易过敏、潮红或出现严重红血丝，可见严重皱纹、松弛、色斑、肤质粗糙和毛孔粗大时，一定要在专业皮肤美容医生的建议和指导下，进行及时、有针对性和足疗程的综合治疗。解决了这些严重的皮肤疾患之后，才能考虑医学美容技术抗衰，原则就是"先治病、后医美"。

专家支招

　　科学的皮肤抗衰管理应该是：勤于养护，防治并重，持之以恒。将紫外线防护、医学护肤品使用、抗老化注射、光电技术和化学剥脱等方式有机结合，根据皮肤现有的状态和预期目标进行组合搭配。

　　每种皮肤抗衰管理方法都有其优势和局限性，我们应根据自身皮肤的类型和特点，以及生活习惯和职业等方面，将不同方法进行优化组合，实现更为安全有效的治疗目标。

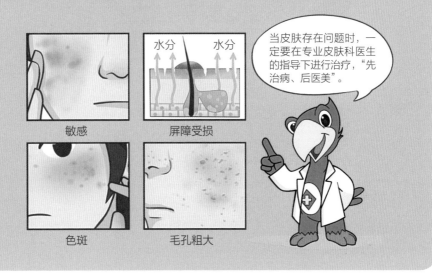

第4章 色斑的皮肤管理

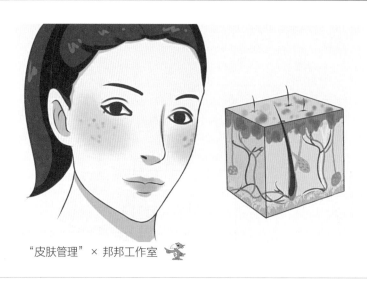

"皮肤管理" × 邦邦工作室

在物质尚不丰富的年代，一日三餐、衣食住行都成了问题，面部长了色斑，虽然不好看，但还不是人们最为关心的事情。如今，情况不同了。人们对于美、对于精神生活更加关注。容貌不仅会影响一个人的自我认知，影响自信，还会影响社交生活，甚至影响事业和家庭。面部色斑对于容貌具有灾难性影响。皮肤科门诊每天都会遇到一些因为色斑而痛苦、烦恼的患者。

色斑是怎样形成的？色斑有什么防治办法？色斑皮肤如何管理？日常生活中又该注意哪些问题？人们迫切需要一个答案！

色斑是怎样形成的

黄皮肤的中国人一向以白为美，面部出现色斑实在是令人难以接受的事情。尤其是对于爱美女性，她们为此常常热衷于搜罗各种祛斑的产品或妙招。而想淡化或去除面部色斑，大家首先需要知道色斑是怎样形成的。

● 常见的色斑有哪些

面部色斑可分为多种类型，它们对于女性形象的损害程度各不相同。治疗色斑的方法有很多，不同方法的疗效也有很大差异；而且不同类型的色斑对于某种疗法的反应也有所不同。因此，首先要分清楚出现在面部的色斑属于哪种类型，这是取得良好治疗效果的前提。

常见的对于面部美容有较大损害的色斑可分为 6 种类型：

1. 黄褐斑：号称"斑中之王"，是一种发生在面部的褐色或淡褐色色素沉着斑，在 30 ~ 50 岁的女性群体中尤为多见。

2. 雀斑：是发生在颜面、手背等暴露部位的黄褐色斑点。雀斑多在幼年时出现，并在进入青春期后开始逐渐加重，过了 20 岁之后就很少有新的雀斑出现。

3. 炎症性色素沉着：是一种特殊的继发性损害，是在皮肤受到损害或发生各种炎症反应后，局部出现的色素增加现象。这种色素沉着可以发生在任何年龄，但在 20 ~ 50 岁的人群中更容易受到关注。

4. 老年斑：又称脂溢性角化病，是机体衰老的特征之一。老年斑常见于 45 岁以上的中老年人，为淡褐色或褐色斑片，边界清楚，直径一般为 0.5 ~ 3 cm，有时伴有瘙痒，在头面、背部及手背等部位多见。

5. 颜面褐青色痣：多发生在 16 ~ 40 岁的女性，常对称分布在颧部，皮损为直径 1 ~ 5 mm 的灰褐色斑点，也可融合成片。

6. 太田痣：常发生于儿童及青少年，多在出生时发现，好发于眼睑、前额及颧部，有时也可波及巩膜。皮损为蓝色或黑褐色斑片，通常仅局限于面部一侧。

其他还有咖啡斑、瑞尔黑变病、艾迪生病等，但在临床上较为少见。

面部色斑是由多种原因引起的。我们首先应该在专业医生指导下了解面部所生的是何种色斑，然后再"对症施策"。

● 色斑的发生原因有哪些

◆ 遗传

遗传是产生色斑的重要因素，雀斑就是其中的一个代表。雀斑多见于女性，常发生在面部、颈部、手臂等日晒部位，面部则多分布在两颊、鼻梁等部位。

遗传也是黄褐斑发病的重要危险因素。曾有学者报道，55% ~ 64% 的黄褐斑患者有家族发病的历史。此外，根据流行病学调查，黄褐斑多见于亚洲人和拉丁美洲人，特别是亚洲人患病率极高，可见于 40% 的女性和 20% 的男性。因此，我们有理由认为，遗传和种族因素在黄褐斑的发病中起了重要作用。

老年斑的发生与遗传也有一定关系。太田痣、咖啡斑常发生在青少年，也存在一定遗传背景。

◆ 紫外线照射

众所周知，长时间的紫外线照射可以导致人的皮肤变黑。有研究发现，在紫外线照射下，皮肤中角质形成细胞和成纤维细胞可产生一些特殊物质，刺激黑色素的生成。紫外线诱导色素沉积的主要途径是产生干细胞因子（stem cell factor，SCF），这种细胞因子可对黑素细胞的增殖产生促发效应。

另外，角质形成细胞在受到紫外线过度照射后，可产生一种名为血管内皮生长因子（vascular endothelial growth factor，VEGF）的物质。这种物质在组织培养中能够维持人的黑素细胞生长，或许这也是产生色斑的重要原因。

紫外线未必是色斑产生的主要原因，但紫外线照射却可以使多数色斑加重，比如黄褐斑、雀斑、炎症性色素沉着等，需要引起重视。

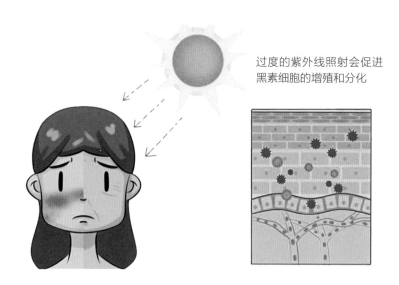

过度的紫外线照射会促进黑素细胞的增殖和分化

◆ 内分泌因素

内分泌失调是导致色斑发生的重要原因。比如，血液中的雌激素、孕激素含量增加就可以诱发黄褐斑。因此，妇女在孕期容易发生黄褐斑。家庭不和、心情郁闷、精神压力过大也可以引起内分泌失调，导致色斑发生。

◆ 不良护肤习惯

在现代生活中，由于过度清洁、过度护肤引起的皮肤问题比比皆是。其中，很重要的一个表现就是皮肤敏感性增高，对化妆品、紫外线的抵抗力下降，导致色斑加重。

有些患者原本就有隐约的黄褐斑，在应用各种遮盖霜或祛斑药之后，色斑反而进一步扩大或加深。而老年人和儿童从来不使用或少量使用化妆品，则很少发生黄褐斑。这就间接证明了化妆品和黄褐斑之间可能存在某种联系。

化妆品引发黄褐斑可能是因为过度刺激破坏了皮肤屏障功能，特别是当化妆品中存在某些成分时，如亚油酸、柠檬酸、水杨酸盐、金属、防腐剂和香料等，对皮肤屏障的损害更为严重。

◆ 外伤和炎症反应

临床观察发现，在皮肤炎症之后出现色素沉着是很常见的现象。皮肤炎症可以导致皮肤基底细胞层破坏，出现色素失禁；或者巨噬细胞吞噬了基底层的角质形成细胞和黑素细胞，致使色素在真皮浅层停留时间过长。

在化妆品使用不当或受到过度日晒时，角质形成细胞会产生多种炎症因子，如前列腺素、一氧化碳等，使皮肤发生炎症反应，从而促进色素沉积。

◆ 其他因素

长期使用避孕药可能引起体内激素水平变化，导致黑素细胞活性增加，引起面部色斑。

有些医生发现，患有妇科疾病如月经失调、痛经、附件炎、不孕症等，以及肝脏疾病、慢性酒精中毒、甲状腺功能亢进症、结核病、内脏肿瘤的患者，更容易发生黄褐斑。

为此有学者进行了研究，他们认为出现这种现象可能与卵巢、垂体、甲状腺等内分泌器官出现问题有关。

另外，有学者观察到，肿瘤患者、长期失眠或精神抑郁的人其黄褐斑发生率也会明显升高。据推测，黄褐斑不是单一的皮肤疾病，可能和神经系统、免疫系统功能异常有某种联系。

当人们遇到突发事件时，通常精神压力会急剧增加，体内肾上腺素分泌也会明显增多，进而影响色素代谢，导致面部色斑加重。

色斑的光电治疗

目前治疗色斑的方法有很多，各种光电治疗手段当然也不能"缺席"。

● 黄褐斑的光电治疗

激光自其诞生之日起，就为人类的生存、发展以及推动社会进步做出了巨大贡献。激光可用于治疗多种疾病，也包括许多皮肤病。激光能够治疗色素性疾病是因为它具有选择性光热作用。如果某一特定波长的能量作用于色素颗粒的时间较短，并且对周围正常组织的损伤很小甚至没有损伤时，那么这种激光就可以安全和高效地发挥"打黑祛斑"的作用。

专家提醒

目前，可用于治疗黄褐斑的激光包括 Q 开关激光、点阵激光和其他激光。各类激光疗效各异，且疗程偏长，存在一定的不良反应，特别是术后色素沉着比较多见。因此，不推荐盲目选用激光方法来去除黄褐斑，激光也尚未成为公认的黄褐斑治疗手段。

◆ Q 开关激光

作用原理

Q 开关激光简称调 Q 激光。在激光家族中，它是一种曝光率很高的"角色"。关于 Q 开关激光的治疗原理，众多学者进行了研究和探讨。

2011 年，有国外学者对低能量 Q 开关激光治疗黄褐斑的原理进行了解释。在黄褐斑皮损处，黑素细胞树突可以从表皮基底层延伸到颗粒层，黑素小体呈长杆状。采用 Q 开关激光治疗后，表皮内黑素细胞体积缩小，其树突不再延伸至颗粒层。其中，Ⅳ级黑素小体受到破坏，数量明显减少；Ⅰ级和Ⅱ级黑素小体无明显改变。Ⅳ级黑素小体通常聚集于黑素细胞的树突结构中，而激光可选择性作用于树突部位。因此，低能量 Q 开关激光可以通过选择性光热作用来治疗黄褐斑。

疗效

近年来，有少数 Q 开关紫翠宝石激光、Q 开关红宝石激光治疗黄褐斑的研究报道。国内外有少数研究报道 1064 nm Q 开关激光可有效治疗黄褐斑，同时能改善皮肤的亮度、弹性等。

国外有学者曾经应用 Q 开关激光治疗 20 例黄褐斑（Fitzpatrick 皮肤分型为Ⅲ、Ⅳ型），他们发现治疗后患者的皮肤亮度、黑色素指数均有所降低；与此同时，皮肤弹性明显增加，皱纹程度（皱纹数量及宽度）也有所下降。

目前报道的黄褐斑激光治疗例数有限，实际操作中发现 Q 开关激光治疗黄褐斑虽然短期可能有一定效果，但是后期出现色素沉着及反黑的情况非常常见。因此，术后一定要嘱咐患者采取修复保湿及有效的防晒措施。

应用风险

皮肤美容医生对于采用激光治疗黄褐斑一直持谨慎态度。这是因为激光可能会产生一些副作用，令医患双方都难以接受。

有国外学者曾经对 2006—2009 年间接受 Q 开关激光治疗黄褐斑的病例进行了回顾分析，发现其中有 14 例患者出现了严重不良反应，在紫外光下可见面部色素沉着与色素脱失同时存在，交错成网状，造成了严重的颜面毁损。因此，激光治疗黄褐斑时一定要谨慎，切不可能量太大、操之过急。

◆ 点阵激光

近 20 多年来，点阵激光作为一种行之有效的美容技术已经风靡全球。点阵激光主要是通过点阵式光热分解作用，刺激皮肤胶原蛋白收缩与增生，从而达到嫩肤、修复瘢痕等作用，目前主要用于治疗瘢痕、消除皱纹和色斑。

根据波长对水的吸收强弱程度，点阵激光可分为剥脱性点阵激光和非剥脱性点阵激光两种类型。其中，非剥脱性点阵激光起效快，色素沉着少，对深部及顽固性黄褐斑可在皮肤屏障健康的情况下酌情考虑。

作用原理

非剥脱性点阵激光是基于局限性光热作用，产生列阵样微小光束，这些光束可作用于皮肤。皮肤组织内水分在吸收激光能量后，形成多个柱形结构的微小热损伤区域，继而激发一系列皮肤生化反应，最终对黑素细胞造成破坏。

由于这种激光不损伤周围正常组织，皮肤角质层不会受到破坏，无肉眼可见的皮肤损伤，对含有水分的表皮和真皮只产生凝固作用，因此在手术后就很少发生色素沉着等不良反应。

优势

目前，非剥脱性点阵激光主要有 4 种波长，包括 1440 nm、1540 nm、1550 nm 和 1927 nm。采用非剥脱性点阵激光治疗黄褐斑不良反应较轻，恢复时间也短；同时，与其他类型的激光相比，作用位置又比较深。因此，对于真皮型及混合型黄褐斑，经验丰富的皮肤科医生可以考虑。但关于非剥脱性点阵激光治疗黄褐斑的相关研究还比较少，各类报道的有效率也有很大差别，而且有一定的复发率。因此，还是需要谨慎选择。

◆ 皮秒激光

皮秒激光作为医学激光家族中的后起之秀，再加上厂家的广泛宣传，已深入人心。目前，常见的皮秒激光是翠绿宝石激光，它的波长包含 532 nm、755 nm 和 1064 nm。

作用原理

从原理上来讲，皮秒激光应该属于 Q 开关激光的范畴。但是，和普通 Q 开关激光不同的是，皮秒激光的脉冲持续时间为皮秒级，只有传统纳秒级 Q 开关激光的 1/1000。脉宽越短，光能向周围组织发散的机会越少，因此能量就更集中，可以把黑色素击碎成更小的颗粒。如此，代谢排出就更迅捷、更彻底，治疗效果相对也会好些。

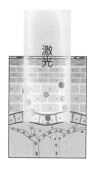

击碎黑色素

优势

皮秒激光在皮肤美容界是一种很受推崇的存在。皮秒激光的优势在于其脉宽很短，仅有数百皮秒（1 ps=10^{-12} s），而其峰值功率又极高，可高效打爆色素颗粒；同时，在此期间其热传导作用极小，小到可以忽略不计。因此，皮秒激光不仅能高效祛斑，而且副作用也很少。

另外，皮秒激光的点阵模式可以通过激光诱导击穿效应（laser induced optical breakdown，LIOB），在表皮层或真皮层形成空泡，从而破坏部分色素颗粒并加快其代谢，对于淡化色斑、改善肤色和肤质有良好的效果，相对而言也会安全一些。

应用风险

曾几何时，大家可能以为皮秒激光是能够治疗黄褐斑的。但实际上，皮秒激光也属于 Q 开关激光的范畴。虽然它在选择性针对黑色素上更精准，也能激发细胞新生，促进胶原蛋白的生成，具有一定的美白嫩肤、改善细纹、细腻肤质的功效，但对于病因复杂、皮肤屏障受损的黄褐斑的治疗也要谨慎行之，因为色素沉着及色素分布不均的情况也时有发生。

◆ 两种少见激光

经研究证实，有两种比较少见的激光对黄褐斑也有一定治疗效果，在这里简要介绍一下：

1. 溴化亚铜激光：此种激光包含 511 nm 和 578 nm 两种波长，主要作用靶点为血管和色素。此种激光已被证明可有效治疗各种表浅血管性和色素性疾病。

有学者采用溴化亚铜激光治疗黄褐斑，结果显示，患者的黄褐斑皮损面积和严重程度指数（melasma area and severity index，MASI）明显降低，黑色素、内皮素、血管内皮生长因子等活性成分下降。据推测，溴化亚铜激光可能是通过影响病变部位的黑色素和血管来淡化或清除黄褐斑的。只是目前尚不清楚，此种激光是直接作用还是间接影响表皮黑色素和真皮血管的。

2. 脉冲翠绿宝石激光：主要用于治疗浅表性的色素性皮肤病，包括黄褐斑、雀斑、咖啡斑等。

有学者采用翠绿宝石激光（波长 755 nm，脉宽 0.25 ~ 100 ms）治疗 27 例黄褐斑患者，每月 1 次，连续治疗 4 个月。其中，23 例患者完成 4 个疗程的治疗和随访。结果显示，这些患者的黄褐斑皮损面积和严重程度指数明显下降，43.5% 的患者认为他们的皮损改善效果超过 60%。据报道，采用此种激光治疗黄褐斑产生色素沉着的情况也比较少。

专家提醒

在采用各类激光治疗黄褐斑时，除了患者选择之外，还应考虑以下几层平衡关系：

◎ 黑素细胞内的黑素颗粒被"爆破击碎"与黑素细胞存亡之间的平衡。研究表明，激光能量过低可刺激黑素细胞增殖，并合成黑色素；而能量过高，黑素细胞则会出现凋亡，甚至坏死，临床上就会出现色素减退或脱失。

◎ 角质形成细胞与黑素细胞之间的平衡。在皮肤组织内，多数色素颗粒是在黑素细胞中合成，随后转运到角质形成细胞。当角质形成细胞内的黑素颗粒迅速"减员"时，它就会"命令"黑素细胞合成更多的黑素小体。

◎ 去除黑色素与保护基底膜带之间的平衡。研究发现，在黄褐斑皮损处，基底膜带存在明显破坏现象。目前治疗黄褐斑的激光大多能够穿过基底膜带，有可能对其造成破坏，因此在治疗过程中应考虑这个问题。

◎ 解决表皮色素与改善真皮光老化之间的平衡。病理检查发现，在黄褐斑皮损处有明显光老化现象，所以光电治疗黄褐斑不仅仅要去除色素，更应该解决皮肤光老化问题，"标本兼治"才可能取得较好的效果。

◆ 强脉冲光

强脉冲光（intense pulsed light，IPL）又称光子嫩肤，是一种在老百姓中知名度很高的皮肤美容项目，有许多爱美人士体验过它的神奇。很多人认为光子嫩肤是一种激光项目，其实不然。

强脉冲光是由氙灯发出的高功率普通光，其波长为 400~1200 nm。强脉冲光主要是通过选择性光热作用和光化学作用而达到治疗目的。通常要根据患者的肤质及皮损类型，选择相应的滤光片，筛选出不同波长的光用于治疗。

相对于 Q 开关激光，强脉冲光能量较低，穿透力小，不易引起组织损伤和炎症后色素沉着。其对黄褐斑有一定治疗效果，特别是对单独使用外用制剂无效或抵抗的表皮型黄褐斑。但是，这种方法存在一定的复发率，因此建议在治疗后 6~12 个月持续使用有效的外用功效性护肤产品，并做好保湿、修复和防晒，以防止复发。

● 其他色斑的光电治疗

各种色素型疾病比如雀斑、色素痣、太田痣等，都可以采用激光进行治疗，并且效果较好。激光主要是通过发射能量，作用于黑素小体，使其破裂并释放出黑色素，再经表皮脱落或由血液循环系统清除，以达到减轻色斑的目的。

其中，雀斑的治疗可以应用 Q 开关 532 nm 激光，每次治疗持续时间为 40~60 分钟，通常需要治疗 1~2 次，间隔时间为 3 个月。也可以采用强脉冲光治疗，每月 1 次，通常治疗 3~4 次就会有较好的效果。

太田痣、颜面褐青色痣可以采用 Q 开关 1064 nm 激光治疗，效果很好。通常治疗 6 次左右，每次间隔时间为 1~2 个月。

● 光电治疗相关问题

◆ 术前准备

在激光手术前，对色斑患者要做好美容咨询工作。术前应和患者沟通，了解患者的期望值，告之色斑成因、目前治疗手段、疗效以及可能出现的并发症等。

女性患者要避开月经期，治疗前半年停止使用祛斑药，治疗前 3～6 个月无日光暴晒史。做好患者信息登记，如姓名、年龄、住址、联系方式等，签署激光治疗同意书等。

另外，在选定治疗区域和部位后，还要在相同光照情况下进行术前拍照，为每位患者建立一个文件夹，保存影像资料，以便进行治疗前后对照。

◆ 心理指导

色斑患者常为已婚已育女性，她们常因面部色斑而产生自卑心理，对家庭稳定产生担忧，多有焦虑情绪；多数患者对治疗效果期望值较高，有急于求成心理。

针对上述问题，医务人员应做好沟通和解释，让患者了解疾病相关知识、目前比较有效的治疗手段、可能产生的并发症、注意事项和治疗过程中的感受等，以消除患者的不良情绪，保证其在最佳状态下接受治疗。

◆ 术后护理

激光治疗色斑有时效果是不错的。其中，术后护理是一个很重要的环节。患者在经过激光治疗后，皮肤常出现灼痛感、点状出血或水肿。因此，在治疗后应立即使用医用修复产品（如细胞因子凝胶或寡肽及多肽类修复产品）、医用冷敷贴湿敷面部 10 分钟，同时加用冷喷或者冷敷，缓解皮肤疼痛、红肿症状；注意避免用热水洗脸，3 天内暂不使用护肤品；3 天后，皮肤敏感性降低后可使用具有保湿、滋润作用的医学护肤品。另外，在激光术后容易形成色素沉着，要选用安全有效的防晒产品。

专家提醒

选择性激光有一定淡化色斑作用，但不是所有人都适合，需要在专业的皮肤科医师指导下应用。另外，激光美白也存在一些问题，比如治疗周期长，需多次治疗；治疗范围小，不能同时治疗多种皮肤老化问题；不能永久维持；存在反黑的风险。

色斑的特色疗法

作为一类损容性疾病，色斑的治疗研究一直是众多学者关注的重点。有研究者采用多种具有中医特色的手段治疗黄褐斑，取得了较好效果。

● 针灸治疗

针灸是我国传统医学的重要组成部分，采用针灸疗法治疗黄褐斑具有较好的效果。

可以根据中医辨证来取穴进行针刺。对于肝郁气滞证患者，可选肝俞、胆俞、太冲、行间、阴陵泉、三阴交、内关等穴位。对于肝肾不足证患者，可选肾俞、关元、三阴交、太溪、阴陵泉等穴位。属于脾虚湿蕴证者，可选脾俞、胃俞、中脘、足三里、三阴交、天枢、大横、内关、公孙等穴位。对于气滞血瘀证患者，可选肝俞、阴陵泉、血海、内关、曲池等穴位。或者在皮损的邻近部位，选择鱼腰、太阳、颧髎、迎香、四白、下关、颊车、合谷等穴位。有肝郁气滞者加内关、太冲，有脾虚者加足三里、公孙、气海，有气滞血瘀者加血海、内关。

具体方法：坚持虚则补之、实则泻之或平补平泻的治疗原则。在得气之后，需留针30分钟，每日1次，10次为一疗程。

● 耳针治疗

耳针是目前很受追捧的一种针灸治疗方法，在中老年人群中有许多"拥趸"和"粉丝"。

耳针治疗黄褐斑，可以选取肝、肾、肺、内分泌、皮质下、交感、神门、面颊等穴位。对于体质虚弱者，可以增加脾俞、胃俞二穴。在找出以上诸穴敏感点后，贴压王不留行籽，以胶布固定，隔日1次，10次为一疗程，通常两耳交替进行。

也可以选取内分泌、肝、脾、肾等穴位。病变在前额者加上星、阳白二穴；病变在颧颊区者加颊车、四白二穴；病变在鼻区者加迎香、印堂二穴；病变在上唇区域者可加地仓穴，病变在下唇区域者加承浆穴。

● 耳压法

耳是人体重要的感觉器官。同时，耳也与全身脏腑经络系统有着密切联系。当人体脏腑或躯体有病时，往往会在耳郭的一定部位出现某些病理反应。根据这一理论，一些医务人员采用压耳或耳部按摩等疗法，配合内服中药治疗黄褐斑，取得了较为满意的效果。

有学者采用压耳 + 维生素 E 霜外用的方法，治疗黄褐斑 120 例，有效率达 95% 以上。选择耳穴要以心、肺、交感、皮质下、内分泌、过敏点为主。维生素 E 霜由维生素 E 和凡士林按一定比例制成，外涂患处。

推测其原理，可能是通过压迫耳部穴位来调整患者的内分泌功能，配合维生素 E 霜局部外用，起到营养、滋润、漂白皮肤作用，达到标本兼治的目的。

● 穴位及肌群按摩

按摩是一种传统的中医治疗方法，通常可采用穴位按摩和肌群按摩两种方式来治疗黄褐斑。

穴位按摩：治疗前先在患处涂祛斑霜、参黄霜等润泽、脱色药物，然后双手按摩面部穴位，如太阳、阳白、丝竹空、攒竹、承泣、四白、颧髎、颊车、地仓等，使霜剂逐渐渗入到表皮，并促进局部血液循环，或按摩华佗夹脊穴，每穴半分钟，连续 2~3 次。

肌群按摩：涂抹药物、霜剂之后，主要沿眼轮匝肌、额肌、口轮匝肌及面部主要肌群方向实行抹、揉、擦、点、滚、拍等手法，可同时配合面部穴位进行按摩，以达到活血通络、美颜祛斑的作用。

● 穴位埋线

黄褐斑是一种慢性病，也是中医治疗的优势病种之一。但是，也有患者因为脾胃功能差，或者不喜欢中药的味道而拒绝服用中药。此时，不妨试试穴位埋线疗法。

穴位埋线治疗黄褐斑时，可选肝俞、肾俞、曲池、足三里等穴位，同时根据中医辨证，配合应用血海、关元、中极、气海、脾俞等穴位。每次 6~8 穴，14 天埋线 1 次，6 次为一疗程。

● 梅花针疗法

梅花针又名七星针，是我国传统的一种多针浅刺疗法。曾有学者采用针刺加梅花针的方法治疗黄褐斑，取得了较好效果。

有学者报道以梅花针疗法结合药物隔姜灸背腧穴为主，同时行体针治疗，主穴为肺俞、脾俞、三焦俞、背部反应点（主要位于膀胱经两侧部位的褐色斑点或痘疹）、中脘、气海等，治疗脾虚湿盛型黄褐斑，总有效率超过93%。

色斑如何做好皮肤管理

● 日常养护

◆ 严格防晒

日晒是色斑产生的危险因素之一。日晒会对正常的皮肤结构造成破坏，从各种色斑到严重晒伤和皮肤癌都有可能出现。如果希望拥有更加靓丽的皮肤，就必须做好防晒措施。

在日光强烈、光照时间长的地区，建议减少户外活动时间；采取硬防晒措施，比如防晒伞、帽子、口罩等；可搭配使用防晒产品，并每2小时补涂一遍。

在暴晒之后，如果出现晒伤，需要立即喝水，给皮肤补水，还可用袋状牛奶冷敷缓解红斑症状，或者采取补水喷雾等措施保护皮肤屏障，同时避免短期内再度晒伤。

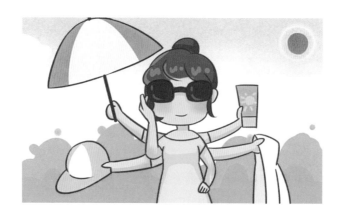

◆ 温和清洁，加强保湿

选用温和的清洁产品，每天早、晚各洗脸 1 次，以去除积存的污垢和油脂，这对于保持健康透亮的肌肤至关重要。切忌去角质，减少使用各种剥脱性产品。

选用适合自身肤质的保湿产品。油性或者容易长痤疮的皮肤宜选择稀薄的乳液，而皮肤干燥的人则应选择滋润保湿度较高的面霜。推荐使用含有胶原及透明质酸等成分的护肤品以修复皮肤屏障。胶原是皮肤组织的主要成分，可促进表皮细胞增殖，加速表皮生长，快速修复皮肤损伤；透明质酸深层修护精华液等能防止色素沉着，具有补水保湿、淡化色素的作用。

◆ 合理选用美白产品及药物

常见美白成分

美白淡斑可以选择含有美白成分的护肤品。很多美白产品都是通过抑制酪氨酸酶活性来阻止黑色素生成，同时通过加快新陈代谢，促使已生成的黑色素尽快排出。常见的美白成分包括：

1. 氨甲环酸：能竞争性抑制酪氨酸酶的活性，进而抑制局部皮肤黑色素的生成。

2. 左旋谷胱甘肽：可以强力抑制黑素细胞生长和黑色素生成，从而达到增白的效果。

3. 维生素 C：具有抗氧化作用，可以还原已生成的黑色素，效果相对较弱。

4. 左旋维生素 C：具有抗氧化作用，效果稳定，淡斑作用好。

其他还有烟酰胺、水杨酸、曲酸、对苯二酚衍生物类、熊果苷等，均有一定的祛斑美白作用。

其他美白产品和使用方法

1. 维 A 酸：可通过去除角质和加速细胞更新有效提亮肤色。维 A 酸乳膏不仅能使皮肤变亮、变白，还可以有效抚平细纹和皱纹，使皮肤丰润饱满，充满生机。在较高浓度下，它还可以帮助清除粉刺。

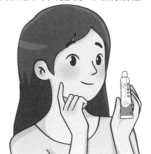

抗衰老，抑制胶原纤维酶活性

皱纹

粗糙

色素沉着

初次使用维 A 酸乳膏时可能会出现皮肤干燥、红斑和脱屑等不良反应。一旦皮肤适应后，相关症状就会逐渐消失。维 A 酸乳膏会使皮肤对日光更加敏感，应在晚上使用，并确保在白天使用防晒霜。

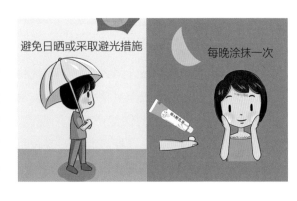

避免日晒或采取避光措施

每晚涂抹一次

2. 果酸：针对油皮的肤色暗沉，果酸换肤可以有效地美白皮肤。其作用原理是使存在色素沉着的皮肤表层发生剥脱，从而露出下面的新鲜皮肤，但是不建议用于干敏及黄褐斑皮肤的美白。

通常间隔 2~4 周进行一次换肤。在此期间，一定要避免日晒，因为此时的皮肤会特别敏感。果酸可能引起皮肤刺痛或灼热感，必要时应咨询皮肤科医生以获得专业的指导。

3. 氢醌制剂：氢醌是一种高效皮肤漂白剂，可用于祛除色斑。由于存在潜在副作用，目前在欧亚大陆多数地区都已禁止使用含有氢醌的化妆品。由于氢醌制品可能导致皮肤永久色素脱失，因此需要在皮肤科医生指导下谨慎使用。

多数美白产品使用起来通常很安全，但是务必按照包装盒上的说明或产品说明书使用。如果皮肤出现不良反应，应该立即停止使用。不要使用以汞为有效成分的美白霜。目前，含汞成分的护肤霜在美国是禁止使用的，但在世界其他地区仍然可以购买到。

美白误区——美白针和美白丸靠谱吗？

美白针并非单一产品，它指的是通过静脉注射来达到美白效果的一种美容手段。注射和输液两种方式并无太大区别，具体成分和比例则是由医生或操作者进行调配。此类项目对于操作者专业要求较高，稍有不慎就容易出现差错。美白针的有效成分主要有 3 种：氨甲环酸、谷胱甘肽和维生素 C。

当然，我们不能期望美白针能将宋小宝白成王一博。美白针只能够在一定程度上改善肤色。美白针目前并未获得学术界的普遍认可，在我国也没有获得相关法规的认可，不仅可能存在副作用，而且其治疗作用难以评估。美白针种类很多，不同配方效果也有所不同。比如，作用生猛的日本铂金美白针效果明显，但许多人注射后会感到头晕、恶心；性情温和的韩国白玉针注射过程感觉良好，可是 1~2 个疗程后，肤色可能仍"不见动静"。除了配方问题，个人体质、吸收能力也会影响美白针的效果。

需要提醒的是，注射后即使变白了，也不是一劳永逸的，会有一个反黑期，会慢慢变回原有的肤色。想要保持效果的话，需要平时加强防晒，每隔几个月还要重新注射。

网上热销的美白丸很多含有维生素 C、E 等抗氧化剂。在皮肤科医生看来，口服的方法还是有点"绕了远路"，不如直接将有效成分输送到皮肤更有效率，比如通过微针在皮肤上制造"微通道"，随后将氨甲环酸等有效成分涂抹在皮肤上。另外，有些美白丸成分复杂，某网红美白丸就被曝光含有雌激素，长期大量摄入会扰乱人体激素平衡，增加乳腺癌的患病风险。甚至某些美白丸被曝光含有乙烯雌酚，世界卫生组织早已将其归为一类致癌物，消费者在选择时一定要擦亮眼睛。

◆ 起居有节，限制烟酒

睡眠是最好的"美容师"。要早睡早起、起居有节，保持充足的睡眠。随着睡眠时间延长，色斑产生的风险会逐渐降低。临床观察发现，与睡眠质量好的人相比，睡眠质量差的人更容易产生色斑。

吸烟会导致过早衰老，引起皱纹。吸烟还会阻止血液流到脸部，使脸部显得苍白或晦暗。过量饮酒会损害肝功能，导致内分泌失调，引起皮肤暗黑，进而引起痤疮、脂溢性皮炎等病症。

● 饮食宜忌

◆ 少吃什么

油炸食物：吃了油炸食物不仅会导致肥胖，而且内含的氧化物还会加速皮肤老化，所以应尽量少食。如果实在要吃，不妨在食用前补充一些富含维生素 E 的食物，如南瓜、香蕉、菠菜、胡萝卜、全麦面包、花生、芝麻、糙米等。

感光性食物：像红薯、马铃薯、菠菜、韭菜、芹菜、香菜、白萝卜、青瓜、豆类等蔬菜，柠檬、木瓜、柑橘类水果，都含有较多的感光物质。色斑患者不建议多吃或食用后不要在强光下活动，以免增加皮肤对日光或紫外线的敏感性，导致色斑加重。当皮肤受伤或烫伤恢复时，也要尽量少吃感光性食物。

富含酪氨酸和稀有元素的食物：研究证实，酪氨酸酶的活性与体内所含铜、铁、锌等元素密切相关。经常进食富含酪氨酸及锌、铜、铁的食物，动物类食品如肝脏、肾脏、螃蟹、河螺、牡蛎等，豆类如大豆、扁豆、青豆、赤豆等，坚果类如花生、核桃、黑芝麻等，有可能导致皮肤变黑。

添加剂：现代许多食品中都含有添加剂，添加剂可能加重内脏负担，延缓黑色素的排出，有可能导致皮肤变黑或色斑形成。

◆ 多吃什么

新鲜蔬菜和水果含有丰富的维生素、游离氨基酸和果酸，有助于清洁美白皮肤，消除晒伤和雀斑，缓解皮肤过敏反应。

白萝卜：中医认为，白萝卜可以"利五脏、令人白净肌肉"。白萝卜含有丰富的维生素 C，常食有助于皮肤白净、细腻。

甘薯：含大量黏蛋白、丰富的维生素 C 和维生素 A，建议经常食用。

丝瓜：能润滑皮肤，防止皮肤产生皱纹。

胡萝卜：富含胡萝卜素，能润泽皮肤，使皮肤看起来更加细腻、红润。

豆芽：可以防止雀斑、黑斑。

豌豆：《本草纲目》记载，豌豆具有"去黑黯、令面光泽"的功效。

芦笋：富含硒，能抗衰老，有助皮肤白嫩。

蘑菇：营养丰富，富含蛋白质和维生素，能防老抗衰，使皮肤红润、细腻。

燕窝：含有丰富活性蛋白成分，可促进人体组织生长，提高免疫力，具有滋补美白的功效。

美白误区——喝柠檬水能迅速变白吗？

在日常生活中，一些爱美女性听说柠檬、番茄等果蔬富含维生素 C，而维生素 C 又具有美白作用，于是就拼命地喝柠檬水或者吃番茄，希望能够帮助自己变成"白富美"。

其实，柠檬水和番茄中的有效成分大多经过胃肠道消化吸收，"特快专递"到达皮肤部位的量微乎其微。因此，想要通过喝柠檬水来使自己迅速白成"一道闪电"，还不如做好防晒来得可靠。

同样，有人试图用白醋洗脸，或用新鲜果蔬制成面膜来进行美白，也是不靠谱的。白醋洗脸不仅不能变白，还可能造成面部灼伤。自制面膜的安全性没有保障，还可能因为细菌超标等引起皮肤感染。果蔬自制面膜中含有的果酸也可能造成皮肤灼伤。

● 心理干预

◆ 为何要进行心理干预

有学者通过对女性色斑患者的临床资料分析发现，引起色斑的相关因素中，神经精神因素占 67.69%，位居首位。另外，过度日晒、内分泌因素、遗传因素等也在其中发挥着重要作用。

神经精神因素如过度疲劳、长期失眠、精神负担过重等，均可引起色斑加重。而色斑又会加重患者心理负担，形成"恶性循环"。因此，对于色斑患者的心理干预是很有必要的。

◆ 怎样进行心理疏导

建议患者学会控制与调节自己的情绪，避免精神因素的伤害；要以清静的身心和积极乐观的态度看待发生的事情，保持稳定的心理状态；要有豁达的胸怀，容纳、接受各种不良刺激，以理性克服情感上的冲动；当心情烦躁难以排解时，要主动转移注意力，通过与人倾诉或体育锻炼，将心中郁闷发泄出来，以帮助自己恢复心理平衡。

在治疗过程中，对于患者积极的行为及良好效果要及时给予鼓励和肯定。对于患者的负面情绪，要给予医学角度的解释，获得患者的理解和信任，提升患者的依从性。

即使在病情缓解或痊愈、停用药物之后，仍需提醒患者生活规律，保持良好的心情和充足睡眠，以避免色斑复发。

专家提醒

色斑是一种病因复杂的疾病。患者切记以下"五忌"，以防色斑病情加重。

√ **忌晒：**日晒会促进色素合成，导致色斑加重。特别是在激光手术前后更应注意防晒，以免影响疗效。

√ **忌怒：**生气发怒、脾气暴躁是色斑的重要诱因。保持心情舒畅不仅有益于身心，更有益于皮肤。

√ **忌躁：**这个"躁"包含两方面：一是遇事性情急躁，情绪多变，导致色斑加重；二是治疗时急于求成，"欲速则不达"。

> ✓ **忌破坏**：色斑容易受到"激惹"，切忌过度去角质及使用剥脱性护肤品，以免破坏皮肤屏障功能。
>
> ✓ **忌盲从**：因为顽固难治，患者常"有病乱投医"，什么方法都想试一下，最后有可能事与愿违，引发敏感性皮肤、激素脸等复杂问题。

● 适度运动

生命在于运动。坚持体育锻炼可增强心血管系统功能，改善皮肤血液循环，使皮肤更加红润，富有光泽。不过需要提醒的是，每个人应根据个人年龄及身体状况选择力所能及的运动。大量事实表明，过度运动不但对身体无益，还会破坏或降低人体免疫力，导致各种疾病的发生。

色斑患者多为中青年女性。最好采取有氧、无氧及柔韧性运动相结合的方法，既能保持形体，愉悦身心，又能强身健体，治病防病，比如瑜伽、太极等，就是很好的方法。

● 避孕问题

临床观察发现，使用避孕药物是导致色斑发生的重要因素之一。色斑多在口服避孕药之后 1 ~ 2 个月出现，发生率约为 20%。这是因为雌激素可刺激黑素细胞生成更多的黑色素，而孕酮则可使色素斑的面积扩大。

因此，建议对雌激素敏感的女性改用其他避孕方式。另外，长期服用糖皮质激素的人也可能发生色斑。

色斑的皮肤管理方案

● 色斑防治目标

目前，对于黄褐斑，我们仍缺乏有效的治疗手段。防治黄褐斑的基本原则是：避免诱发因素，强调防晒，注重保湿和修复皮肤屏障，合理选择外用药物；同时，可采用系统用药、激光和中医药等多种手段的联合治疗。

黄褐斑防治目标是使色斑变淡或接近恢复正常，皮损面积缩小或完全消退。其主要的治疗策略是抑制黑素细胞活性，减少黑色素生成及转运，促进黑色素降解破坏。

对于雀斑、太田痣、炎症后色素沉着等病症，光电治疗通常具有较好的效果，甚至可以达到根治的目的。

● 色斑治疗基本思路

不同类型的色斑其治疗思路也有所不同。

黄褐斑的病因和发病机制复杂，治疗后常常出现炎症性色素沉着、色素减退，容易反复发作。目前，黄褐斑的治疗基本思路主要是抑制酪氨酸酶、减少黑色素生成、抗氧化反应、激发热损伤效应等，但其治疗效果各有不同。在临床治疗时，应根据患者的发病类型、病情轻重等，采用个性化治疗方案，避免不良反应，争取获得比较理想的效果。

对于雀斑、咖啡斑、太田痣等色斑，则以激光治疗为主，特别是Q开关激光，效果更好一些。

● 色斑基础治疗

色斑的基础治疗主要包括几个方面。

1. 避免诱发因素，调整生活方式：避免服用激素类药物、光敏性药物；注意劳逸结合，保证足够睡眠；要调整心情，缓解焦虑情绪；注意规律且适宜的饮食；敏感性皮肤患者注意选择合适的化妆品。

2. 注意防晒：防晒是色斑所有治疗方法的基础。建议使用 SPF ≥ 30，PA+++ 的广谱（UVB + UVA）防晒剂，需要每日使用，每次 2 mg/cm^2（一元硬币大小的量）。

3. 注意修复皮肤屏障：对处于暴露部位的皮损，使用脱色剂的同时，还应注意皮肤保湿和屏障功能修复。建议在医生指导下使用具有抗敏、保湿作用的护肤品。

4. 积极治疗相关慢性疾病：如肝脏疾病、妇科疾病等。

● 色斑皮肤管理流程

◆ 药物选择
在各类色斑中，适合药物治疗的是黄褐斑。

1．外用药：其作用机制是抑制黑色素生成，促进其分解代谢。以左旋维生素C、氢醌乳膏、熊果苷霜为代表的淡斑外用药效果不错。注意，这些外用药起效一般较慢，至少1个月才能看到色斑轻微淡化效果。

2．内用药：包括抗氧化药物还原性谷胱甘肽、维生素C等，抑制纤溶药物氨甲环酸等。氨甲环酸一般建议服用8～12周，但是要注意女性月经量少及凝血功能异常者慎用。

3．皮肤屏障修复：水光针注射修复皮肤屏障，水光药物配方除透明质酸之外，还可增加菲洛嘉、谷胱甘肽及氨甲环酸等修复和淡斑成分。同时配合应用具有屏障修复功能的医学护肤品。

◆ 医学护肤品

常见美白成分有传明酸、谷胱甘肽、左旋维生素C、熊果苷、水杨酸等。

◆ 光电疗法

目前，黄褐斑治疗首选修复，不宜盲目破坏皮肤屏障；不推荐首选激光治疗包括Q开关激光、点阵激光及皮秒激光。而对于非黄褐斑之外的色斑，目前的激光治疗都有较好的疗效。

◆ 皮肤管理

黄褐斑的发生与黑素细胞活性增加、色素生成增多、血管扩张等因素有关，管理就需要从这些方面入手，制订个性化应对方案。对雀斑、太田痣、咖啡斑等，主要采用激光治疗。对于炎症性色素沉着，要注意防晒。

对于所有色斑类型皮肤，除了药物、光电治疗外，还有一个非常重要的环节就是科学护肤，专业的功效性护肤品的辅助作用必不可少。选择护肤品要注意：在专业医生指导下使用性质温和的功效性护肤品；使用美白保湿产品，淡化色素沉着，修复皮肤屏障；严格防晒，选择合适的防晒霜。

● 色斑防治整合理论

◆ 联合促进黑色素分解

目前，有学者主张在治疗色斑时联合激光、强脉冲光、中胚层疗法及皮肤屏障修复等多种手段，加速黑色素分解或者使其还原，以达成快速祛除色斑的目标。

在治疗过程中不要操之过急，安全稳妥的方法往往起效慢，要做好沟通，增加信心。不建议采取"霹雳"手段，因为虽然可以快速见效，但易反复及稳定性不好。要尽量选择分解色素效率高且刺激性较小的治疗项目，同时要谨记皮肤屏障功能修复是基石。

◆ **减少黑色素生成和传输**

减少黑色素生成和传输是黄褐斑治疗的关键点之一。具体可采用以下方法。

1．全身疗法：如口服中药、氨甲环酸片，静脉滴注氨甲环酸、谷胱甘肽、维生素 C 等，可以降低黑素细胞中的酪氨酸酶活性。

2．中胚层疗法：包括微针、水光、手工注射、纳米微晶等，也包括中药皮损区注射或穴位注射、穴位埋线等。这些方法可将抗氧化剂、自由基清除剂、营养成分、透明质酸、中药等成分直接导入皮肤内，快速还原色素，降低酪氨酸酶活性，同时修复皮肤屏障功能。

3．外用疗法：局部应用左旋维生素 C 和维生素 E、氨甲环酸、氢醌、谷胱甘肽、熊果苷、壬二酸、曲酸、积雪苷、中药等制剂，可降低酪氨酸酶活性；烟酰胺制剂可阻止黑素颗粒向角质形成细胞的转运传输，同时具有修复皮肤屏障和抗糖化作用；维 A 酸制剂也能抑制酪氨酸酶活性，阻止黑素颗粒向角质形成细胞传输，同时促进细胞和色素代谢。

◆ **减轻炎症和修复屏障**

近几年，炎症因素对黄褐斑病程的影响引起了众多学者的关注。

在采用激光或化学剥脱治疗之后，必须马上启动皮肤创面的镇静、舒缓、消炎、保湿等措施，以尽快减轻和消除皮肤炎症，促使创面和皮肤屏障功能修复。在手术之后，皮肤炎症反应越重，屏障功能损害就越重，持续时间越长，则发生色素沉着的概率就越大。

具体可采取以下措施，减轻术后炎症反应和修复屏障，包括红光或者黄光照射、中胚层疗法和外用功效性护肤品（如生胶原、人源胶原蛋白、冻干粉及多肽等）。

第 5 章　敏感性皮肤的皮肤管理

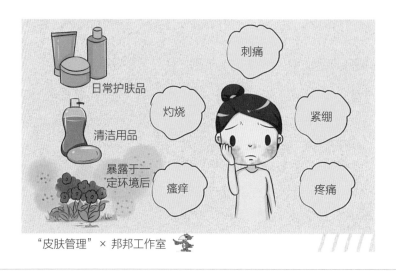

"皮肤管理" × 邦邦工作室

2001 年，英国进行了一项敏感性皮肤的流行病学研究，使用自我评价问卷表对随机抽取的 18 岁以上成人进行调查。研究对象包括 3300 名女性和 500 名男性，其中女性回复率为 62%，男性回复率为 52%。研究结果显示，51.4% 的女性和 38.2% 的男性自我评价为敏感性皮肤。其中，10% 的女性和 5.8% 的男性认为自己的皮肤非常敏感。此外，敏感性皮肤的女性出现化妆品相关主观不适感的发生率（53%）明显高于非敏感性皮肤的女性（17%）。随后，全球范围内有 14 个国家（美国、法国、德国、中国、俄罗斯、日本、比利时、希腊、意大利、葡萄牙、西班牙、瑞士、荷兰及巴西）进行了敏感性皮肤的流行病学研究，除中国外（13%），其他国家敏感性皮肤的发病率均较高，为 25.8%～53.8%。

为什么越来越多的人被皮肤敏感问题所困扰？除了内源性易感因素外，很多敏感性皮肤都是"作"出来的，使用各种洁面仪、撕拉面膜等，追求所谓的"深层清洁"；追求繁琐的护肤步骤，过度护肤，甚至一天敷好几片面膜……久而久之，皮肤屏障功能受损，敏感性皮肤便找上门了。如果你是一个敏感肌，"努力"护肤未必有效，你该做的是给皮肤"减减负"。

什么是敏感性皮肤

敏感性皮肤（sensitive skin）是一种高度敏感的皮肤状态，处于此种状态下的皮肤容易受到各种理化因素的刺激而引发炎症反应。当炎症发生时，常见的三种皮肤敏感症状是瘙痒、痛感及泛红。敏感性皮肤具有敏感性高、耐受性差和反应性强三大特点。近年来，敏感性皮肤的发病率越来越高。中医学认为皮肤病虽然病发于外，但常源于内。因此，在诊治敏感性皮肤时，应将其视为整体健康的一部分，而不是孤立地看待皮肤的局部症状。

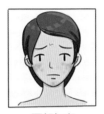

面部红斑

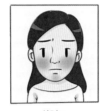

潮红

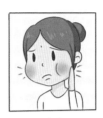

肿胀

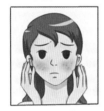

红色丘疹

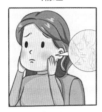

干燥脱屑

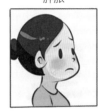

毛细血管扩张

现阶段，国内外研究者对于敏感性皮肤的确切定义仍存在分歧。有学者认为，敏感性皮肤是皮肤在接触外界刺激物后所产生的主观不适感（包括干燥感、紧绷感、刺痛感、瘙痒感和烧灼感等），但客观临床体征轻微或缺失；也有学者认为，敏感性皮肤是缺乏明确的临床体征和组织学证据的皮肤不适，偶尔出现红斑、干燥或风团；还有学者认为，敏感性皮肤是一种对化妆品或药品极易过敏的皮肤类型，相比正常人群更容易对外界刺激产生敏感反应，即该类人群对所使用的产品和外界环境的变化均不能耐受，因此，敏感性皮肤也可以定义为高反应性皮肤。总结来说，敏感性皮肤可被认定为一种易过敏、难耐受的皮肤状态，对任何外界轻微的刺激均不耐受，极易产生瘙痒、刺痛、烧灼、紧绷等多种主观症状。

有关研究表明，敏感性皮肤的发病机制与多种因素有关，包括角质层变薄、皮肤屏障功能下降、神经因素、免疫炎症反应及辣椒素受体（TRPV1）[①]被激活等。其中，皮肤屏障功能受损是发病的重要机制之一。

---

① TRPV1 是瞬时受体电位香草酸亚型 1（transient receptor potential vanilloid 1）的缩写，俗称辣椒素受体，其在背根神经节神经元等部位表达，与疼痛和炎症产生密切相关。

敏感性皮肤的诱发因素

敏感性皮肤的形成是由多种因素共同作用引起的，目前尚无统一的解释，主要因素包括内源性易感因素和外源性刺激因素。

● 内源性易感因素

1．种族：研究发现敏感性皮肤的发生与种族有关。不同种族的人的皮肤对环境因素的反应存在差异。欧洲裔美国人对风敏感，而对化妆品较少过敏；非洲裔美国人对大多数环境因素的反应相对较少；亚洲人则很容易对辛辣食物、温度变化和风产生高反应，并容易出现瘙痒的症状；拉美人对酒精过敏的情况较少。

敏感性皮肤与皮肤日光分型Ⅰ型皮肤有关，并可能具有遗传性。敏感性皮肤可以存在于任何种族的人中，但总的来说，白种人的皮肤更易敏感，这可能与不同人种间皮肤黑色素含量差异有关。白种人皮肤内黑素颗粒体积小且聚集成块，无法有效吸收紫外线，易使皮肤受到伤害；而黑种人则相反。另外，种族间的皮肤解剖结构差异也会导致皮肤敏感性的不同。黑种人角质层层数多，细胞间质的脂质分子含量较高，使黑种人细胞间的黏附力比白种人强，故黑种人的皮肤相对更耐受刺激。

2．年龄：敏感性皮肤也与年龄有一定的关系。年龄大者（56～74岁）的皮肤对刺激的反应性明显较年轻人低，年轻人比老年人更容易发生敏感性皮肤。原因可能是老年人皮肤表面的神经分布减少，导致感觉神经功能减退。

3．性别：流行病学统计显示，男性比女性的皮肤更易受到外界的刺激而发生皮炎，可能是因为男女对于敏感程度的感知不同导致的差异。

4．遗传：调查表明，敏感性皮肤有一定的家族遗传性。

5．疾病：部分敏感性皮肤患者可能同时患有其他皮肤病，如接触性皮炎、湿疹、银屑病等。在特定时期，这些疾病会出现皮肤敏感症状。据调查，在特应性皮炎女性患者中，66%的人出现皮肤敏感性增高。还有一部分人可能处于疾病的亚临床期或者临床表现轻微，但仍易受外界因素的刺激。

● 外源性刺激因素

引起皮肤敏感的刺激性因素很多。在高暴露剂量下，它们可以导致急性可见的皮肤损伤；而低暴露剂量下，它们可能导致皮肤敏感。

1. 环境因素：包括大气污染、季节更替、暴晒时间、紫外线照射强度等。如冬季寒冷干燥的气候和日照较强的情况下，容易导致面部紧绷、瘙痒、干燥、红斑、脱屑等症状。

2. 化学因素：包括日常使用的化妆品、染发剂、香料及杀虫剂等刺激性物质。这些刺激物的浓度和刺激性较低，但可引起瘙痒，人们对其机制了解甚少。一些化学物质如氢醌、对苯二胺（PPD）、二氨基苯胺、苯唑卡因、氯普鲁卡因、二氨基甲苯、氨基安息香酸、橡胶、镍等物质往往是强致敏原，广泛存在于日常生活中，可引发机体产生过敏反应。

3. 生活方式：包括油炸及刺激性饮食、酒精、咖啡、过度使用身体护理产品及过度淋浴等。这些生活方式和习惯可能对皮肤产生一定影响。

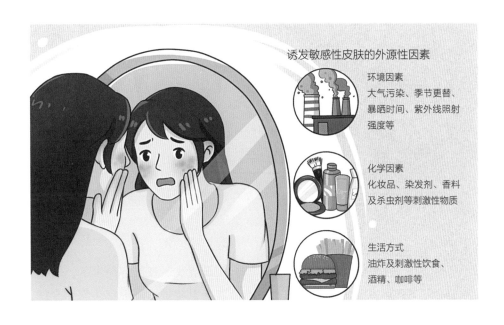

总之，敏感性皮肤的诱发因素复杂多样，目前关于敏感性皮肤的研究还处于起步阶段，一些理论仍建立在假设和推理上，缺乏可靠依据。因此，我们需要进一步研究和探索敏感性皮肤的发生机制和治疗方法。

敏感性皮肤如何做好皮肤管理

● 敏感性皮肤的日常护理

◆ 清洁

皮肤清洁是皮肤护理的第一步。敏感性皮肤患者清洁皮肤的过程需要更温和，建议选择温和的洁面乳和温水清洁面部。洁面时间不宜过长，半分钟左右即可。对于一些症状较为严重的患者，可以只用温水洁面。注意洁面过程中力度适中，忌用力揉搓，以免损伤面部皮肤，加重皮肤屏障的破坏。

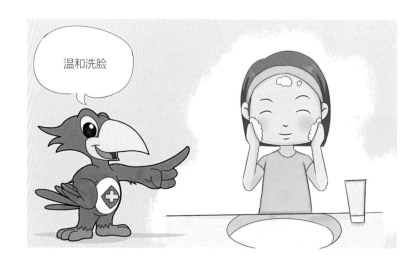

◆ 保湿

敏感性皮肤患者的面部皮肤含水量较正常皮肤者少，皮肤容易失水，因此皮肤保湿是日常护理的重中之重，对皮肤屏障的修复极其重要。冷喷疗法简称冷疗，在皮肤科较为常用，有补水保湿、抗炎舒缓的作用，特别适用于面部敏感性皮肤患者。日常护理中可选用便携式冷疗装置，如医用型的舒缓喷雾。洁面后可使用舒缓喷雾进行冷喷，但需要注意的是冷喷距离不宜过近，应保持 15～20 cm 的距离。冷喷过后务必外涂舒缓温和的保湿乳剂或者膏剂，涂抹厚度适中，以不油腻、不刺激、舒适为度。如果在冷喷后仍感到面部干燥、紧绷或者瘙痒不适，可选用舒缓医用冷敷贴外敷 15～20 分钟，然后再外涂保湿乳剂或膏剂。但舒缓面膜敷料不宜每天使用，以免导致皮肤角质层水合过度而出现损伤。

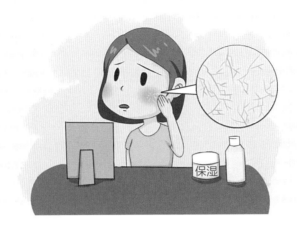

◆ 防晒

　　紫外线辐射可损伤皮肤的表皮和真皮，引起光老化、日晒伤、皮肤癌、光敏反应、光变态反应等问题。紫外线可作用于表皮角质形成细胞和朗格汉斯巨细胞，引发一系列的光生物化学反应，导致炎症反应，损伤皮肤屏障功能。因此，敏感性皮肤患者更加需要防晒，以减轻日光对皮肤的损伤。如果敏感性皮肤处于急性暴发期，建议以硬防晒为主（包括打伞、戴帽子及防护面罩等）；如果处于缓解期及稳定期，可以选择适合敏感性皮肤的温和防晒产品，一般使用防晒系数（SPF）在15～30 的防晒霜或防晒乳，同时要注意防晒霜的舒适感，要不刺激、清爽且易于清洗，涂抹后无明显不适反应。外出活动的情况下，除涂抹防晒霜外，还应戴帽子、打伞等进行严格防护，避免在日光下曝晒。防晒霜需要定时补涂，一般室内活动要求 4 小时涂抹一次，室外活动要求 2 小时涂抹一次。

敏感性皮肤护肤注意事项

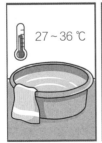 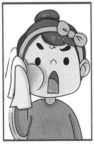 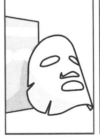 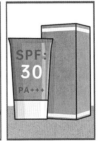

| 水温以室温为佳 | 切勿用力揉搓面部 | 面膜不能过度
频繁使用 | 注意防晒 |

◆ 皮肤微营养

可适当补充相关维生素，如口服维生素 C、烟酰胺等。维生素 C 是一种抗氧化剂，可以防止自由基损伤机体细胞成分，促进胶原蛋白的合成，有助于皮肤的修复。烟酰胺又称维生素 B_3，其通过增加角质层中神经酰胺的含量来修复受损的角质层脂质屏障，提高皮肤的抵抗力，对皮肤的新陈代谢起着重要作用，有助于维持皮肤的完整性。烟酰胺缺乏可能引起糙皮病。此外，烟酰胺还有一定的保湿作用。

敏感性皮肤患者可以通过食用富含维生素 C 的新鲜水果、蔬菜来补充维生素 C，并适量食用花生、奶制品、肉类、豆类等来补充烟酰胺，以促进皮肤屏障的修复，辅助治疗皮肤的敏感状态。值得注意的是，补充维生素和营养物质应在医生指导下进行，并了解其适应证和潜在不良反应，避免过量服用。

◆ 日常生活作息调养

敏感性皮肤患者建议选择清淡、均衡的饮食，忌食辛辣刺激食物，以免加重面部过敏症状。避免剧烈运动，可选择快走等运动幅度较小的锻炼方式。同时还要保证充足的睡眠，不仅有利于身体机能的恢复，还能充分确保皮肤的修复，有助于敏感性皮肤的治愈。

◆ 心理疏导

敏感性皮肤患者因饱受面部瘙痒、干燥、紧绷、脱屑等不适症状的困扰，不仅有敏感的皮肤，更有一颗敏感的心，他们通常更易出现焦虑、烦躁、抑郁、忧伤甚至绝望等不良情绪。因此，皮肤管理人员应对这类患者进行心理疏导，告知其敏感皮肤状态是可以治愈的，并安慰患者，使其保持积极乐观的心态，为每一个微小的改善而感到高兴，对即将到来的痊愈怀有期望。正确的心理疏导有利于敏感性皮肤的治疗，增加患者对治疗和护理的依从性，以取得更好的治疗效果。

◆ 护肤品的选择和使用

人体面部皮肤的 pH 值在正常情况下呈弱酸性。敏感性皮肤的 pH 值较正常皮肤增高。敏感性皮肤患者的面部皮肤处于一种高度敏感状态，应该选择温和、无刺激、成分较为简单的、可修复皮肤屏障功能的护肤品进行日常护理，避免使用添加剂种类过多、含量过高的护肤产品。为确保安全性，可选择通过临床试验验证的医学护肤产品。使用护肤产品前，可取少量产品在耳垂处试用，如无明显不良反应，则可涂抹于面部。若在使用过程中出现面部起红斑、丘疹、瘙痒加重等情况，则应立即停用，并及时到正规医院就医。避免频繁更换护肤品，建议尽量稳定使用一种符合皮肤需求的护肤品。

● 敏感性皮肤治疗的药物选择

敏感性皮肤的药物选择应慎重，不建议只靠外用抗炎药来干预，因为即使不含激素的药膏也可能在一定程度上造成依赖性。可选择的外用药如下：

1. 神经调节剂：研究表明，神经敏感性增加是敏感性皮肤的发病机制之一。皮肤表面的神经末梢含有辣椒素受体，它介导了疼痛、瘙痒、烧灼感以及化学性刺激的感觉传递。目前，一些学者将它作为生物靶点，开发出相应的拮抗剂反 -4- 叔丁基环己醇，用于控制敏感性皮肤相关症状。

2. 益生菌：人类皮肤每平方厘米约有 10 亿个微生物定植，这些微生物可通过分泌抗菌肽或自由脂肪酸来预防病原体的皮肤定植，从而保护皮肤健康。临床研究表明，每天使用 2 次含有 10% 长双歧杆菌提取物的产品，持续 2 个月后，皮肤敏感性明显下降。研究者推测，长双歧杆菌可能是通过降低神经元反应性来降低皮肤敏感性。另一项研究发现，口服补充益生菌（副干酪乳杆菌）可减轻敏感性皮肤患者的皮肤敏感症状，并促进皮肤屏障功能的修复。

● 医学护肤品对敏感性皮肤的修复

专家提醒

医学护肤品又称功效性护肤品或药妆，在我国主要指特殊用途化妆品。根据功效可分为清洁剂、保湿剂、舒缓剂、防晒剂、美白剂、止汗剂、除臭剂、遮瑕剂、生发剂等。与传统护肤品相比，医学护肤品具有专业性、安全性、针对性、药理活性等特点。需注意，医学护肤品不能替代药物治疗皮肤病，但是用于皮肤病辅助治疗的重要补充手段。

目前，国内外针对敏感性皮肤治疗的研究主要集中于应用医学护肤品修复受损的皮肤屏障。使用恰当配方的医学护肤品可改善敏感性皮肤的干燥、红斑和刺痛等症状。有学者评估了包含温和清洁剂、保湿剂的日常面部护肤方案对敏感性皮肤患者的益处。使用温和的护肤品替代患者平时使用的产品，使用 4 周后进行医生评估、仪器评估和患者主观自我评估，结果均观察到面部皮肤敏感性明显下降，皮肤健康状况显著改善。

◆ **舒敏保湿类护肤品成分**

舒敏保湿类护肤品是添加了舒敏、抗敏等活性成分的具有舒敏和保湿功效的医学护肤品。敏感性皮肤患者的皮肤比正常人脆弱，常常不能耐受普通护肤品。因此，舒敏保湿类护肤品的使用和良好的日常皮肤护理习惯在敏感性皮肤的治疗中起到至关重要的作用。舒敏保湿类护肤品按照产品功效分为清洁剂、保湿剂、舒敏抗敏剂等。

1. 清洁剂：面部清洁可去除多余皮脂、脱落的角质细胞、粉尘等，维持皮肤健康的生物膜，但同时也会去除部分细胞间脂质，破坏皮肤屏障，因此清洁剂需选用性质温和的表面活性剂，如椰油酰甘氨酸钠、椰油酰羟乙磺酸钠、月桂醇醚硫酸酯钠等。清洁剂中可添加各种保湿成分来进一步缓解敏感症状。

2. 保湿剂：保湿剂的主要成分包括封闭剂（防止皮肤表面水分蒸发，例如矿物油、凡士林等）、吸湿剂（将水分从环境和皮肤深层吸收到角质层，例如甘油、丙二醇、尿素、山梨醇等）和柔润剂（填充角质形成细胞之间的空隙，使皮肤柔软光滑，例如十六烷基硬脂酸盐、蓖麻油、异丙基棕榈酸盐等）。通过封闭、保湿、亲水基质和光保护等机制减少经表皮水分丢失，并为皮肤屏障恢复提供良好环境，提高表皮含水量，缓解敏感症状。普通保湿剂中可添加青刺果油、透明质酸、神经酰胺等皮肤屏障修复成分，促进皮肤屏障的恢复。

3. 舒敏抗敏剂：在护肤品中，起到舒敏、抗敏功效的成分主要是活泉水和各种天然植物提取物。活泉水矿物含量低，富含多种正负离子及微量元素，可有效缓解皮肤敏感症状，并修复皮肤屏障。天然植物提取物如洋甘菊、碧萝芷、马齿苋、燕麦生物碱、仙人掌提取物、α- 红没药醇等，都被证实具有较好的抗炎和舒敏功效。

◆ **适合敏感性皮肤的护肤品成分**

1. 修复屏障成分：在促进屏障修复的成分中，神经酰胺的作用是当仁不让的。敏感性皮肤相当于一堵四处漏风的墙，而神经酰胺则是屏障砖墙结构里的"灰浆"，是黏合角质细胞的最主要脂质，在脂质中的占比高达 40%～50%。其他的脂质主要是胆固醇（25% 左右）和脂肪酸（15% 左右）。神经酰胺的增多可以让砖墙结构更加牢固。同时，丰富的固有脂质也对皮肤有舒缓作用，是国际公认的修护皮肤屏障的重要成分。生物来源的胶原蛋白成分也是皮肤屏障修复的良好选择。

2. 舒缓抗炎成分：红没药醇的活性形式 α-红没药醇在舒缓敏感上实力不俗。研究表明，当红没药醇用于皮肤时，能够抑制白介素（IL-6）想要放大敏感症状的"天性"。另外，它在抗氧化上的表现也可圈可点。尿囊素也具有抗过敏作用，同时还能促进伤口愈合等。

3. 保湿补水成分：保湿剂大致分为吸湿剂、封闭剂和柔润剂。在吸湿剂中，透明质酸比较适合敏感人群。它能在肌肤表层形成保湿薄膜，作为"水分搬运工"向内（皮肤）和向外（环境）输送水分。

适合敏感性皮肤的常见护肤品成分列表

作用	常见成分	原因
修复屏障	神经酰胺、透明质酸钠、脂肪酸、生胶原、重组人源胶原蛋白	修复皮肤屏障，对改善泛红、干痒有益
舒缓抗炎	积雪草、金缕梅、洋甘菊、甘草、黄芪、红没药醇、马齿苋提取物、丹参根提取物等植物成分	具有舒缓、镇定、消炎的效果，能降低对皮肤的刺激，改善泛红状态
	尿囊素	抗过敏作用，可促进伤口愈合
保湿补水	氨基酸、天然保湿因子、角鲨浣	对皮肤有很好的保湿作用

◆ **不适合敏感性皮肤的护肤品成分**

对于敏感性皮肤而言，除了选择合适的成分，还需要尽可能避开一些可能引起过敏的成分。一般来说，总的原则是：凡是效果迅速的产品都不适合敏感性皮肤。

不适合敏感性皮肤的常见护肤品成分列表

分类	常见成分	原因
美白	维生素 C、维生素 A（包括酯类、醇类等衍生物）、熊果苷	美白类的功效性成分都容易刺激敏感皮肤，加重红、肿、热
去角质	果酸、水杨酸、杏仁酸	容易过度去角质，使本来就菲薄的角质层变得更薄，从而失去皮肤的正常抵抗力
抗衰	视黄醇（维生素 A 酸类的一种）、乙酰六肽	易致敏

分类	常见成分	原因
防腐剂	甲基异噻唑啉酮	非常不友好的易致敏防腐剂
	甲醛类	很少作为化妆品防腐剂使用，但化妆品中许多其他防腐剂在使用后可以释放出甲醛，如咪唑烷基脲、双咪唑烷基脲、季铵盐 -15、DMDM 乙内酰脲，以及溴硝丙二醇（在 pH 值极端改变的情况下）
	尼泊金酯、苯氧乙醇	易致敏
溶剂	酒精	常被添加进祛痘或有收缩毛孔作用的化妆水中，对敏感性皮肤刺激较大，需要"避雷"
其他	香精	常见致敏成分

● 舒敏保湿类护肤品的作用

◆ 单纯日常护理

单纯敏感性皮肤可以通过使用舒敏保湿类护肤品来修复皮肤屏障，缓解敏感症状。有研究使用舒敏保湿类护肤品对 20 例敏感性皮肤患者连续护理 28 天后，患者的红斑、干燥、粗糙等临床症状均明显改善，水合指数和皮肤质感参数也有明显提高。另有研究使用透明质酸修护膜和舒敏保湿修复霜对敏感性皮肤患者进行连续护理，28 天后，患者经皮水分丢失[①]明显减少，表皮含水量及皮脂含量明显增加，乳酸刺激试验刺痛出现时间延迟，不良反应少。这说明舒敏保湿类护肤品能明显改善患者皮肤屏障功能，提高皮肤耐受性，缓解敏感症状，且安全性较好。

根据临床表现的严重程度，敏感性皮肤可分为轻度敏感和高度敏感，两者的护肤品使用方法不同，具体见下表。

轻度和高度敏感性皮肤舒敏保湿类护肤品的使用方法

	轻度敏感	高度敏感
症状	皮肤表现出轻微的灼热、刺痛、瘙痒及紧绷感	皮肤表现出明显的灼热、刺痛、瘙痒及紧绷感
体征	皮肤出现少量的红斑、毛细血管扩张、干燥脱屑等	皮肤出现明显的红斑、毛细血管扩张、干燥脱屑等

---

① 经皮水分丢失（transepidermal water loss，TEWL）是指真皮深部组织中的水分通过表皮蒸发散失，是一种我们肉眼看不到的皮肤丢失水分的形式，其数值反映的是水从皮肤表面的蒸发量，是测评皮肤屏障功能的重要参数。

续表

	轻度敏感	高度敏感
使用方法	早晚各护理 1 次：①使用温和的舒敏保湿类洁面乳清洁皮肤；②敷 10 ~ 15 分钟面贴膜，每 2 ~ 3 天敷 1 次，不敷面贴膜时涂抹舒敏保湿水或润肤水；③涂抹舒敏保湿霜；④外出必须涂抹防晒霜	早晚各护理 1 次：①使用清水或温和的舒敏保湿类洁面乳清洁皮肤；②前 3 ~ 5 天每天敷 10 ~ 15 分钟面贴膜，每日敷 1 次即可，3 ~ 5 天后改涂舒敏保湿水或润肤水；③涂抹舒敏保湿乳；④外出建议采用物理防晒（遮阳帽、口罩、遮阳伞等）

◆ 辅助治疗皮肤病

特应性皮炎、银屑病、玫瑰痤疮、痤疮、脂溢性皮炎等皮肤病常伴有皮肤敏感，在积极治疗原发病的同时，推荐使用舒敏保湿类护肤品进行日常护理。Schoelermann 等研究表明，使用含辣椒素受体（TRPV1）拮抗剂的舒敏保湿类护肤品可以明显减轻玫瑰痤疮患者的红斑、皮肤粗糙感、血管扩张等症状，患者的生活质量得到改善且耐受性良好。另有研究发现用窄谱中波紫外线联合舒敏保湿类护肤品治疗寻常型银屑病患者 8 周后，治疗有效率达 73.5%，复发率为 2.9%，与单独使用窄谱中波紫外线（有效率为 44.4%，复发率为 18.1%）相比，治疗效果更显著，且复发率更低。有研究者对 37 例玫瑰痤疮患者进行强脉冲光联合舒敏保湿类护肤品治疗后，患者面部红斑及脂溢状况明显改善，毛细血管扩张现象明显减轻。护理方法同轻度敏感的单纯敏感性皮肤。需注意，舒敏保湿类护肤品只能起到辅助治疗的作用，积极治疗原发皮肤病才是根本措施。

◆ 缓解药物所致皮肤敏感

一些患者在接受口服或外用维 A 酸类药物或外用糖皮质激素类药物治疗时会出现皮肤敏感等不良反应，此时应停用致敏药物并使用舒敏保湿类护肤品进行修复。研究发现，使用 1% 吡美莫司乳膏治疗激素依赖性皮炎时，联合舒敏保湿类护肤品可使治疗有效率明显提高，复发率明显降低，生活质量指数明显提高。护理方法除不用敷面贴膜外，其余使用方法同轻度敏感的单纯敏感性皮肤。

◆ 缓解光电和化学治疗后的短暂皮肤敏感

在使用光疗法或化学剥脱疗法治疗痤疮、银屑病、白癜风等皮肤病后，面部皮肤可能会呈现短暂的发红、干燥、瘙痒等敏感症状，此时可使用舒敏保湿类护肤品帮助缓解不适。研究发现，在激光术后使用舒敏保湿类护肤品进行皮肤护理，可以明显缓解皮肤红斑、瘙痒等敏感症状，表皮含水量、皮脂含量及皮肤弹性也有明显改善，无明显不良反应。护理方法为治疗后立即涂抹舒敏保湿霜和防晒剂，或做好严格的物理防晒措施，以防室外紫外线照射导致色素沉积。24 小时后前 3～5 天要每天敷面贴膜，之后要每天涂抹舒敏保湿水或润肤水，其余同轻度敏感的单纯敏感性皮肤。

● 敏感性皮肤的光电治疗

1. 强脉冲光（光子）：首选低能量光子治疗，治疗结束后观察终点为无反应或局部皮肤微微发红，数秒内迅速消退。此时主要以低能量光子的光调作用为主。如果能量过高，容易诱发敏感症状加重。随着局部敏感状态的好转，对于局部潮红皮肤可采用较高能量处理。

2. 585 nm、595 nm、1064 nm 脉冲染料激光：主要用于封闭局部毛细血管，对于控制局部潮红和扩张的毛细血管有一定治疗效果。

3. 633 nm 红光：能够显著缓解炎症表现。需要注意，对红光出现光敏的患者，治疗后可能会迅速出现红肿加重的现象。

4. 射频：一些敏感性皮肤在治疗过程中，特别是敏感程度减弱之后，配合射频治疗能够获得良好的改善效果。

5. 近红外光：同样具有加热作用，温和且安全性高，可用于辅助治疗敏感性皮肤。

6. 微针：微针治疗敏感性皮肤可以获得一定的效果。通过在表皮和真皮层产生相对密集的微针损伤，形成通道和局部微出血，有助于减少血管周围的炎性成分和缓解局部肿胀等。此外，通过刺激机体的修复机制，可以加速敏感性皮肤的整体愈合速度。但是要注意，在微针治疗后要使用安全有效的舒缓修复型产品和成分，以迅速辅助降低炎症反应，促进皮肤的修复。

此外，《中国敏感性皮肤诊治专家共识》还推荐通过冷喷、冷膜、冷超、红光和黄光等方式来缓解敏感性皮肤的症状。需要注意的是，强脉冲光及射频治疗需在皮肤屏障功能恢复的基础上进行。

敏感性皮肤的发病机制尚不明确，目前尚无标准治疗方案。上述共识认为，总体治疗原则为加强健康教育、促进皮肤屏障修复、降低神经血管高反应性和控制炎症反应。其中，健康教育主要针对敏感性皮肤的诱因进行预防。促进皮肤屏障修复主要应用医学（功效性）护肤品，益生菌也对皮肤屏障的修复有所帮助。而局部应用辣椒素受体（TRPV1）抑制剂、钙调神经磷酸酶抑制剂、具有改善皮肤屏障功能的医学护肤品、物理治疗（低能量激光及强脉冲光照射、冷喷冷膜等），对减轻敏感性皮肤炎症反应有一定作用。

敏感性皮肤的皮肤管理方案

●阶段一：急性期（敏感 10 天 ±，激素依赖性皮炎 20 天 ±）

1．治疗目标：缓解灼热、刺痛、干痒、紧绷、红肿、脱皮等"难受"症状。
2．治疗原则：抗炎、舒敏为主。
3．治疗方案：药物 + 家用护肤品（+ 治疗项目）。
（1）药物治疗：口服或外用抗炎、舒敏药物。
（2）家用护肤品：舒缓修护医学护肤品。
（3）治疗项目：冷喷、冷膜 +LED 红黄光（每隔 3 天一次，3～6 次一疗程）。

专家提醒

　　在敏感性皮肤急性期，当配合药膏使用时，护肤品在药膏前涂抹，以减轻药物对皮肤的不良刺激。

4．方案原理
（1）产品原理：舒缓修护医学护肤品具有抗炎舒敏、镇静止痒、保湿舒缓作用。
（2）项目原理：冷喷、冷膜通过低温物理作用，达到镇静舒缓、补水保湿的效果，并收缩扩张的毛细血管，减轻炎症；LED 红光具有抗炎、修复屏障作用；LED 黄光可促进细胞新陈代谢，降低末梢神经的兴奋性。

●阶段二：缓解期（2 个月）

1．治疗目标："难受"症状缓解，但仍有微红、红血丝、干敏等"难看"症状，需要改善。

2．治疗原则：舒缓、保湿兼顾。

3．治疗方案：家用护肤品（＋治疗项目）。

（1）家用护肤品：舒缓保湿系列医学护肤品（洁面乳＋保湿水＋特护乳）＋保湿防护隔离乳。

（2）治疗项目：冷喷、冷膜＋LED红黄光（每周或2周一次，4～6次一疗程）。

4．方案原理

（1）产品原理：舒缓保湿系列医学护肤品＋保湿防护隔离乳的使用遵循《中国敏感性皮肤诊治专家共识》护肤原则，即温和清洁、舒缓保湿、严格防晒。其中，氨基酸弱酸性洁面乳具有温和清洁的特点；马齿苋、红没药醇配合大小分子透明质酸钠、神经酰胺等，具有舒缓、保湿、修复屏障作用；纯物理性隔离乳提供有效防晒且对肌肤更温和。

（2）项目原理：通过接触导入或透皮导入，使舒缓有效成分更充分或更直接地被皮肤吸收，从而快速改善症状。

● 阶段三：修复期（3个月）

1．治疗目标：敏感症状基本改善，但皮肤屏障受损，出现干燥问题，需修复屏障并预防复发。

2．治疗原则：持续保湿、修复。

3．治疗方案：家用护肤品（＋治疗项目）。

（1）家用护肤品：舒缓保湿系列医学护肤品（洁面乳＋保湿水＋特护乳＋保湿霜）＋保湿防护隔离乳。

（2）治疗项目：修复项目（每周或2周一次，6～8次一疗程）。

4．方案原理

（1）产品原理：使用舒缓保湿系列医学护肤品＋保湿防护隔离乳，持续做好温和清洁、舒缓保湿、严格防晒。

（2）项目原理：通过接触导入或透皮导入，使修复有效成分更充分或更直接地被皮肤吸收，同时热能或机械刺激直接刺激真皮层，促使胶原再生。

● 阶段四：养护期

1．治疗目标：在保持皮肤良好状态的基础上，根据需要考虑美白、紧致等提升需求。

2．治疗原则：在保湿、修复基础上，增加美白、紧致等提升护理。

3．治疗方案：家用护肤品（＋养护、医美项目）。

（1）家用护肤品：舒缓保湿系列医学护肤品（洁面乳＋保湿水＋特护乳＋保湿霜）＋保湿防护隔离乳或修复紧致系列（洁面乳＋修护水＋精华素＋赋活乳＋紧致霜）＋保湿防护隔离乳。

（2）养护和医美项目：补水项目/修复项目/基础美白抗衰项目/光电项目/中胚层项目等。

4．方案原理

（1）产品原理：使用舒缓保湿系列医学护肤品＋保湿防护隔离乳，持续做好温和清洁、舒缓保湿、严格防晒；使用修复紧致系列医学护肤品＋保湿防护隔离乳，提升多效修复和紧致抗衰功效。

（2）项目原理：根据实际情况，酌情选择基础养护或高端医美项目。

敏感性皮肤（包括激素依赖性皮炎）分期皮肤管理方案

阶段一	治疗目标	医学护肤品	治疗项目
急性期 （敏感10天±） （激素依赖性皮炎20天±） *激素依赖性皮炎有反跳期	灼热、刺痛、干痒、紧绷、红肿、脱皮等表现突出，此时需缓解"难受"症状 *激素依赖性皮炎患者除敏感症状外，还可能伴有痤疮、色素沉着、粗糙、萎缩等，先缓解敏感问题	药物（抗炎、舒敏）基础上＋舒缓修护浓缩原液（抗炎、舒敏、镇静、保湿） *和药膏联合使用时，先涂抹原液，再使用药膏	冷喷、冷膜＋LED红黄光（每隔3天一次，3～6次一疗程）
阶段二	**治疗目标**	**医学护肤品**	**治疗项目**
缓解期 （2个月）	"难受"症状缓解，仍有微红、红血丝、干敏等现象，此时需解决"难看"问题	舒缓保湿洁面乳＋舒缓保湿水＋舒缓保湿特护乳＋保湿防护隔离乳 （温和清洁、舒缓保湿、严格防晒）	舒缓项目 （每周或2周一次，4～6次一疗程）
阶段三	**治疗目标**	**医学护肤品**	**治疗项目**
修复期 （3个月）	症状基本改善，但屏障受损、肌肤干燥，此时需修复屏障、预防复发	舒缓保湿洁面乳＋舒缓保湿水＋舒缓保湿特护乳＋柔润保湿霜＋保湿防护隔离乳 （温和清洁、舒缓保湿、严格防晒）	修复项目 （每周或2周一次，6～8次一疗程）

第6章 痤疮的皮肤管理

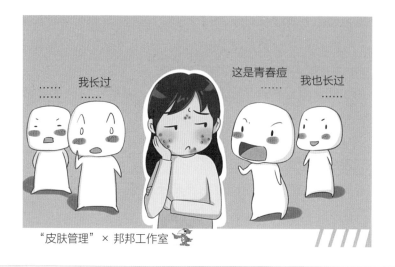

我长过 这是青春痘 我也长过

"皮肤管理" × 邦邦工作室

痤疮是一种很常见的皮肤病，绝大多数人都曾得过痤疮，或者正在体验痤疮带来的烦恼。痤疮不是一位"匆匆过客"，而是有可能陪伴你数月甚至数年的"伙伴"。

油性皮肤属于青壮年人皮肤的一种常见类型，痤疮患者的皮肤多属于油性皮肤。尽管你不喜欢，但它可能一直都存在。在此过程中，需要的就是和平相处以及对于病情的管控。痤疮发病原因有哪些？如何防治？痤疮的皮肤管理和日常养护都有哪些要点？"战痘士"们，请收好这份"战痘"指南！

什么是痤疮

痤疮是一种常见的损容性皮肤病。据统计，大约有90%的人在一生中的某个时段会罹患这种皮肤病。痤疮主要表现为面部丘疹、红斑、囊肿、脓疱，有时还会出现瘢痕，而且持续时间较长，通常为几个月或数年。因此，痤疮患者的皮肤管理就显得格外重要。

痤疮俗称青春痘，是发生在毛囊和皮脂腺的一种慢性炎症性疾病。痤疮主要发生在青少年，过了青春期之后，多数患者的病情能自然减轻或者痊愈。

● 痤疮的发病原因

痤疮的病因复杂，主要与皮脂分泌过多，毛囊、皮脂腺导管堵塞，痤疮丙酸杆菌感染等因素有关。最直接的原因就是毛囊、皮脂腺导管堵塞。当导管发生堵塞时，毛囊、皮脂腺内的油脂不能顺利排出，日积月累就形成了一个一个小粉刺，这样就形成了痤疮。

另外，遗传、内分泌紊乱、免疫功能紊乱、多脂多糖及刺激性饮食、高温及某些化学因素等，也可诱发痤疮或使病情加重。

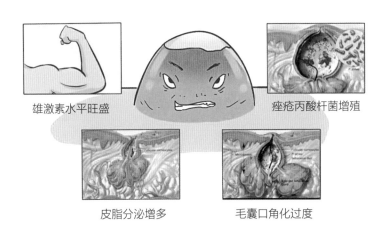

雄激素水平旺盛　　　　　　　　　　　痤疮丙酸杆菌增殖

皮脂分泌增多　　　　　　　毛囊口角化过度

● 哪些人容易患痤疮

痤疮多发生在青春期，也就是 12～25 岁，但其他年龄段也可能发病。根据临床观察，以下人群更容易罹患痤疮。

1. 处在青春期的人。
2. 有痤疮发病家族史的人，有严重皮脂溢出倾向的人。
3. 喜欢吃甜食、荤食、油炸和辛辣食物的人。
4. 经常熬夜的人，睡眠质量差的人，比如 IT 从业人员、夜班工人等。
5. 经常接触煤焦油、矿物油等化工原料的人。
6. 长期处于湿热环境中的人，比如浴池工作人员等。
7. 患有痛经、月经不调以及其他妇科疾病的女性。
8. 经常使用劣质化妆品，特别是油性、粉质化妆品的女性。

●痤疮痊愈后为什么会留下瘢痕

专家诊室

　　小莉今年 30 岁，患痤疮多年。现在痤疮好了，脸上却密密麻麻留下了许多"小坑"。前不久，经人介绍，她找到皮肤科专家张医生求助。

　　经询问，小莉在 17 岁时脸上开始长痤疮，因为没有引起足够重视，一直没有治疗过。小莉 25 岁之后，脸上的痤疮逐渐消失了，却留下了一些"小坑"。

　　张医生仔细为小莉做了检查，发现这些"小坑"有绿豆到黄豆大小，有些还有褐色的色素沉着。张医生介绍说这属于痤疮痊愈后留下的凹陷性瘢痕，或者叫萎缩性瘢痕。

　　瘢痕是人体对于组织损伤产生的一种修复反应。当皮肤损伤深及真皮，使大面积的表皮缺损时，该部位的表皮不能再生，就会由真皮的成纤维细胞、胶原以及增生血管所取代，这样就出现了瘢痕。瘢痕一旦形成，就很难自愈。

　　瘢痕是痤疮最严重的损害。在前期炎性丘疹基础上，病情进一步发展，因真皮组织遭到破坏，在痊愈过程中肉芽组织增生，就形成了瘢痕。当瘢痕已经形成时，即使痤疮已不再出现，其对外观容貌的损害也已经造成。

　　目前，针对痤疮瘢痕，特别是萎缩性瘢痕，点阵激光的治疗效果较好。

●痤疮瘢痕分为哪些类型

　　多数痤疮患者到了 25 岁左右，皮损会逐渐缓解直至消失。部分患者在疾病痊愈后会留下一定程度的瘢痕及色素沉着。

　　根据皮肤表现，可以将痤疮瘢痕分为以下类型：

　　1. 红色瘢痕：痤疮患者发生炎症后，局部皮肤的毛细血管会有不同程度的扩张。但在部分患者，炎症消退后，这种血管扩张情况并不会立即消失，而是形成一种红色或暗红色斑点或斑片。如果没有炎症反复发作，这些瘢痕多在半年左右逐渐消失。

　　2. 褐色瘢痕：痤疮患者发生炎症后，局部皮肤会留下不同程度的色素沉着。这些色斑呈褐色，绿豆到瓜子大小。通常情况下，这些色斑也会自行消失，不过要比红斑消失缓慢一些。

3. 萎缩性瘢痕：在炎症较为明显时，可能会导致真皮胶原蛋白损伤。这样皮损处就会因真皮组织塌陷而形成皮肤凹陷。这些凹陷一旦生成，就基本不会自动消失。

4. 增生性瘢痕：在炎症较为明显时，也可能导致真皮胶原纤维过度增生，从而形成各种形态的增生性瘢痕。有些重症患者还可形成瘢痕疙瘩或肥厚的蟹足肿。

常见痘印分类

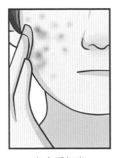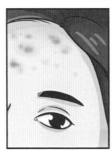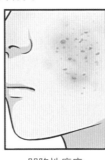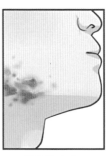

| 炎症后红斑
红色痘印 | 炎症后色素沉着
黑色痘印 | 凹陷性瘢痕
痘坑 | 增生性瘢痕
痘疤 |

● 痤疮为什么要进行皮肤管理

痤疮患者通常存在油性皮肤、毛孔粗大等问题。由于面部存在丘疹、脓疱、囊肿等皮损，对患者外观容貌有很大影响，并且到了一定年龄，痤疮消失之后，还可能在面部留下萎缩性瘢痕或色素沉着。

痤疮是一种慢性疾病，可以持续数月甚至数年。而往往由于患者认识不足，忽略了正规科学的解决方案，道听途说甚至盲目去一些不正规的美容机构挤痘痘、做针清等，这些错误操作造成痘痘反复加重，留下难看的瘢痕。《中国痤疮治疗指南》明确提出，痤疮患者应联合不同治疗手段（药物、光电项目、医学护肤品），进行分级治疗和维持治疗。

痤疮的光电治疗

近年来，随着现代科技的迅猛发展，以声、光、电等为媒介的光电疗法应运而生，并成为攻克痤疮顽症的"突击队、生力军"。

● 红蓝光

目前，红蓝光已然成为皮肤科医生和美容从业人员的新宠。具体来讲，红蓝光指的是由光学发生器 LED 输出的窄谱 415 nm 蓝光和 633 nm 红光。

◆ 作用原理

研究发现，痤疮的发生与痤疮丙酸杆菌感染密切相关。痤疮丙酸杆菌能产生内生性卟啉，主要吸收 400～415 nm 的可见光。其吸收的最大峰值与蓝光的光谱（415 nm）极为相配，用它来照射痤疮丙酸杆菌，能够激活细菌内源性卟啉，导致细菌死亡。同时，蓝光还可通过诱导细胞膜渗透性改变，影响细胞内 pH 值，限制痤疮丙酸杆菌增殖，并减少皮脂腺油脂分泌，进而改善痤疮患者病情。

红光（633 nm）不仅能抑制炎症，还可以直接刺激真皮胶原合成，促进痤疮患者炎症后修复，减轻甚至避免瘢痕及痘印形成。

◆ 红光和蓝光如何使用

蓝光作用较表浅，光毒反应重，对炎性丘疹和脓疱作用较好；红光穿透较深，光毒反应略轻，但可以抑制皮脂腺分泌，并促进组织修复。因此，采用红蓝光交替照射既可较快清除痤疮皮损、促进修复，又可抑制皮脂腺分泌，使痤疮不易复发。

◆ 多久为一个疗程

采用红蓝光照射治疗痤疮通常 3～5 次为一个疗程，2～3 次照射后红色痘印会明显变淡，囊肿也会有所缩小。如果皮肤对光的敏感性强，光吸收较充分，也许在更短时间就能产生较好疗效。对于表现为炎症性丘疹、脓疱的痤疮患者，红蓝光效果会更好。

专家提醒

接受红蓝光治疗期间，患者应注意以下问题：

✓ 保证充足的睡眠，做到早睡早起。

✓ 饮食要清淡，少喝碳酸饮料，多吃有利于减少皮脂腺分泌和促进愈合的水果和蔬菜，如苹果、梨、番茄、黄瓜等，但是橘子、荔枝等含糖多的水果要少吃。

✓ 保持面部清洁，用温水洗脸，每次照光前清洁皮肤，使光能被更好地吸收。

✓ 不滥用药品和化妆品，特别是不能用粉质或油性化妆品。

✓ 注意劳逸结合，保持心情舒畅。

✓ 保持良好的生活习惯，预防便秘及月经不调等情况发生。

● 光动力疗法

对于红蓝光，相信大家已经很熟悉了。红蓝光照射再加上光敏剂，就成了光动力疗法（photodynamic therapy，PDT）。

这里的光敏剂指的是一种名为 5- 氨基酮戊酸（5-aminolevulinic acid，5-ALA）的特殊药物。它能够被上皮细胞和毛囊、皮脂腺所吸收，并通过血红蛋白合成途径转换成内源性光敏剂原卟啉。原卟啉既能够积聚于上皮细胞内，也可以存在于毛囊、皮脂腺结构内。

当使用适宜波长的光进行照射时，不仅可以激活痤疮丙酸杆菌自身产生的内源性卟啉，还能同时活化外源性 5-ALA 所转换的原卟啉，从而选择性杀伤痤疮丙酸杆菌，抑制皮脂腺分泌和破坏毛囊、皮脂腺结构而改善痤疮症状。

◆ 作用原理

研究发现，光动力疗法主要通过 4 种途径对痤疮病程产生影响。

1. 直接损伤皮脂腺：减少皮脂腺数量，抑制皮脂生成，控油效果好。因此，许多患者接受光动力治疗后，在痤疮减轻的同时，皮肤毛孔粗大、出油情况也会得到明显改善。

2. 作用于角质形成细胞：减少毛囊堵塞，改善毛囊口过度角化，促进成纤维细胞有序排列而减少痘坑生成，甚至使皮肤更有光泽、弹性，达到嫩肤效果。

3. 直接杀灭痤疮丙酸杆菌、表皮葡萄球菌及马拉色菌，而且不会诱发细菌耐药。

4. 具有较强抗炎和调节局部免疫的作用。

◆ 多久为一个疗程

每周 1 ~ 2 次，蓝光能量为 48 J/cm^2，红光能量为 126 J/cm^2，治疗 4 ~ 8 次为一个疗程。治疗过程中可能会出现轻微瘙痒、脱屑，一般不影响治疗进程。

专家提醒

治疗1周内病情可能加重，俗称"爆痘"，这是光动力疗法进行抗角栓、抗炎、抗感染、减少皮脂分泌导致的结果。患者可在家休息几天，注意面部护理，等待修复。当治疗区仍发红时，说明皮肤正在进行自身修复，这期间不能化妆，也不能摩擦治疗区。如果工作时必须化妆，建议使用中性、矿物质配方的温和化妆品。

光动力治疗后皮肤十分敏感，通透性增加，经皮水分丢失增多，建议涂抹医用保湿剂，如亲水性凡士林软膏、保湿霜或药妆保湿喷雾等，切勿使用可能含有防腐剂和香料的保湿剂。对脓头、炎症较多的患者，建议使用含有抗菌肽的面膜冷敷。

治疗后一定要注意防晒，尽量不要在最热、最晒时段出门。如果非出门不可，建议使用防晒系数（SPF）为25（系数过高对皮肤伤害大，系数过低达不到防晒要求）的防晒霜，早上出门涂1次，中午补涂1次，户外活动时每1~3小时涂1次，并用遮阳伞、帽子、墨镜等进行物理遮盖，直至2~4周后。

● 强脉冲光

强脉冲光（光子嫩肤）是在低能量密度下，采用连续性强脉冲光子进行的一种非剥脱性治疗方法。强脉冲光的光源为高功率氙灯，经滤过器筛选出连续波长（530~1200 nm）的光，可用于治疗痤疮、雀斑等疾病。

强脉冲光可以通过光热作用，激活卟啉释放出单态氧离子。后者能将痤疮丙酸杆菌杀死。另外，光热作用可促进炎症组织吸收、消退，明显改善皮肤炎症，从而对痤疮发挥治疗作用。

● 激光

◆ 点阵激光

点阵激光是通过一种特殊的图像发生器，将激光束分隔成更加纤细的三角形、菱形和方形光束，作用于皮损部位，以刺激成纤维细胞增生，促使萎缩性瘢痕复原。采用这种方法治疗痤疮瘢痕，创伤小、副作用小、恢复快。

点阵激光是采用激光在皮肤上均匀打上微细小孔，继而激发一连串皮肤生化反应，从而达到紧肤、嫩肤以及去除瘢痕的效果。由于点阵激光治疗只能覆盖部分皮肤组织，新打上的小孔又不会互相重叠，所以部分正常皮肤得到保留，加快了复原。患者可以在 4~5 天后恢复正常生活。

点阵激光治疗本身较为安全，而且可以治疗身体的任何部位，是治疗痤疮萎缩性瘢痕和其他浅表性瘢痕的有效手段。

◆ 其他激光

除点阵激光外，还有两类激光可用于治疗痤疮瘢痕。

1. 高能脉冲 CO_2 激光和脉冲铒激光：适合治疗位置较深的皮肤凹陷。这类激光可依据皮肤凹洞深浅来做磨皮手术，并通过刺激成纤维细胞增生，促进真皮层增厚，使皮肤凹陷得到复原。通常治疗 2~3 次就可有较好的效果。需要注意的是，因激光磨皮伤口较大，需配合术后保养，以避免色素沉着发生。

2. 高强度染料激光：能快速杀灭痤疮丙酸杆菌，有效抑制细菌繁殖，从而消除其对组织的刺激与破坏作用，同时使扩张的毛细血管迅速萎缩，充血与红肿的炎症反应快速消退。因为其阻断了痤疮对组织的进一步破坏，可促使痤疮创面尽快康复，避免瘢痕形成。

痤疮的特色疗法

● 化学剥脱术

化学剥脱术又叫化学换肤术，其概念在几千年以前就有了。古埃及人用酸奶或者动物油脂，古希腊和古罗马人使用从石灰中提取的腐蚀性物质，来使皮肤变得光洁；到后期，欧洲医生采取了更科学的方法，他们用碘酒、巴豆油和各种酸以不同的比例配成一种复合物来治疗皮肤的色素异常。

如今，化学换肤术已经有了更广泛的含义，包括使用各种各样的试剂，可以治疗多种皮肤疾病。

◆ 果酸换肤

果酸换肤是应用高浓度果酸作用于皮肤，促使老化角质层脱落，加快角质细胞及上层表皮细胞更新，促进真皮层内弹性纤维增生，对痤疮引起的浅表性瘢痕有较好疗效，同时还能改善毛孔粗大情况。此法的优点是安全、副作用小。

痤疮患者除因本身皮脂腺分泌较为旺盛之外，通常角质层都较厚而阻塞毛孔，妨碍皮脂的排出。果酸在去除角质的同时，也能让皮肤油脂分泌更为通畅，因此可治疗重症痤疮。

作用原理

果酸换肤可以通过多种途径对痤疮发挥治疗作用：

1. 降低角质层的粘连性，促进毛囊漏斗部引流畅通。

2. 促进表皮细胞新陈代谢，促使老化的角质层脱落及部分表层细胞更新。

3. 加速黑色素代谢，减少黑色素生成。

4. 促进真皮层胶原纤维新生和重排。

适应证

果酸换肤最适合的痤疮类型是闭合性粉刺，也就是白头粉刺，其次是痤疮痊愈后遗留的红色痘印和色斑。果酸换肤可以帮助患者解决以下几个方面的问题：

1. 粉刺、痘印。

2. 皮肤细纹。

3. 油脂分泌旺盛和毛孔粗大。

4. 色斑、色素沉着，皮肤粗糙、晦暗。

专家提醒

接受果酸换肤后，皮肤将需要数天至 1 周时间才能完全恢复正常。在此期间，要特别注意皮肤护理。

√ 术后若有皮肤肿胀现象，需在 24～48 小时内进行冰敷。

√ 术后 1 周内，每天仅用清水洗脸，以毛巾拍干，避免用力搓揉皮肤。洗脸后按医生指导使用药膏或营养面霜（早、晚各 1 次），直至皮肤恢复正常。

√ 大约 1 周后，皮肤恢复正常，即可停用药膏或营养面霜。可用清洁剂清洗脸部，但不要用海绵或毛巾用力擦拭，应轻轻拍干，以免刺激皮肤。同时可恢复使用果酸保养面霜、果酸乳液或果酸凝胶。

√ 皮肤恢复前，应避免日晒，也不能使用防晒乳液。不能戴帽子，以免形成压痕。皮肤恢复后，外出应涂防晒乳液。

✓ 术后局部会有轻微瘙痒、灼热或疼痛，甚至脱屑或结痂。这些症状一般在术后 1 周内逐渐消失。

✓ 果酸治疗后可能引起瘢痕、感染、红斑以及色素沉着，但这种情况很少发生。

◆ 超分子水杨酸换肤

研究分子与分子之间作用力及其组分和功能的化学叫超分子化学。超分子化学这个概念和术语是法国化学家 J. M. Lehn 于 1978 年首次提出的，并因此于 1987 年获得诺贝尔化学奖。从某种意义上讲，超分子化学着重强调了具有特定结构和功能的超分子体系，将四大基础化学（有机化学、无机化学、分析化学和物理化学）有机地融合为一个整体。

特点

1. 超分子水杨酸溶于水并稳定于水中；具有控缓释能力；不含酒精，不加入强碱中和剂；在疗效大大提高的同时，副作用也非常少。

2. 超分子水杨酸具有较强的抗炎能力，透入皮肤的层次较浅，可避免炎症后色素沉着及瘢痕出现。

药理作用

1. 抗炎作用。

2. 广谱杀菌作用。

3. 角质调节作用。

4. 其他：还具有协同药物吸收、美白、光保护的作用。

使用方法

1. 使用前用凡士林或油性面霜保护好眼睛、嘴唇、鼻孔周围，非敏感部位先涂抹。涂抹顺序为：前额—面颊边缘—鼻子、上唇、下颌。

2. 不需要中和。用干净、柔和的纱布蘸清水清洗 2 ~ 3 遍，清洗干净即可。水的温度比室温稍低，夏天可适当用稍微冷的清水。

3. 掌握终点反应：出现均匀性的红斑或伪霜反应（不适合果酸）。

4. 大油皮等患者可以直接涂抹过夜，渐进性使用。

5. 皮肤干燥的患者在渐进性使用耐受后，可以使用滋养调理面膜 + 医学护肤品类的面霜 1 ：1 混合使用，这样既不干燥，起效很快，效果也很好，特别是对于青少年的轻、中度痤疮。

不良反应

1．脱皮：鼻子旁边会有少许脱皮，可以减少剂量，同时加强保湿。

2．刺痛、刺痒感：伴发皮肤干燥（敏感性皮肤），破损时会出现一过性的刺痛、刺痒感，属于正常现象，以不出现发红现象为准。

3．发红现象：出现发红现象后，可冷敷并加强保湿。停用 2～3 天后，再从 5～30 分钟开始使用，冷水清洗后涂保湿霜。

● 面部倒模术

面膜倒模术起源于国外，结合中医理论指导，集按摩、药物、理疗为一体，是一种综合性的面部美容法。它不仅具有延缓衰老、调理肌肤等面部保健作用，而且可用来治疗某些皮肤病，如痤疮、脂溢性皮炎、黄褐斑以及某些炎症后色素沉着等。

面膜倒模术包括面膜和倒膜两种。在做之前均需先清洁皮肤，然后涂药、喷雾、按摩，以达到治疗痤疮和皮肤美容的目的。

面膜是由药物与聚乙烯醇等有机物结合而成，方法为将少许成膜剂涂于面部，约 1 小时后将膜揭去，根据病情可 2～3 天用 1 次。倒模则是将按摩、药物及石膏倒膜塑形按一定程序进行的治疗方法。

克痤面膜具有清热解毒、祛斑美白的功效。可选择金银花、连翘、丹皮、大黄、白芷、医用石膏等，制成克痤霜。用法：平卧、洁肤，面部涂油按摩；再用克痤霜（金银花、连翘、丹皮、大黄、白芷各 10 g，碎末，提炼，脱色制成水包油型药霜）做面部按摩；然后将医用石膏 300～400 g 以水调浆自鼻根部向下均匀摊开成面具状，15～20 分钟后去膜；每周 1 次，4 次为一个疗程。

● 蒸汽美容术

蒸汽美容术是一种通用的美容健肤法。基本原理是以具有温、湿度较高的蒸汽刺激面部，使毛孔开启，加快血液循环，消除污垢，减轻黑斑与皱纹，使面部红润细腻，洁白光滑，健康饱满。

◆ 作用原理

蒸汽美容术就是借助美容喷雾器，产生水蒸气，作用于人的颜面部，发挥治疗作用。具体如下：

1．促使毛囊及角化细胞软化，清除毛囊深层的污垢和角化细胞，使皮肤清爽、光滑和细腻。

2．减少或消除皮肤色素沉着，使皮肤柔滑、白嫩。同时，增加皮肤弹性，减少皱纹。

3．有效补充皮肤水分，使皮肤保持湿润状态并具有一定的弹性。由于角质层水合程度提高，可使皮肤吸收能力增强，对各种营养成分的吸收也随之增多。

4．改善皮肤微循环，增强皮肤、神经、血管的营养供应，使皮肤保持红润、光泽和柔嫩。

5．离子化的蒸汽富含氧离子，喷射时产生的冲击力有利于增强皮肤对氧离子的吸收。

6．加强皮肤的有氧代谢，增加氧合血红蛋白在组织中释氧，使皮肤的氧气供应改善，可减轻皮肤水肿、渗出、瘀血、瘙痒等，促进皮损愈合及上皮细胞再生。

7．蒸汽喷雾设备一般安装有紫外线灯，启动后可产生臭氧，具有一定杀菌消炎作用。

◆ 注意事项

蒸汽美容术是借助仪器喷雾，甚至是沸水来完成的，所以患者的安全和舒适程度十分重要。为保证安全，熏蒸过程中应密切观察喷雾状况，容器内水量不得超过水位警界线，以免水沸时突然喷射出来烫伤皮肤。

熏蒸时应全身放松，微闭双眼，以免因蒸汽刺激睑结膜、球结膜引起水肿，导致短暂的视物不清。另外，还应注意仪器的通畅，避免因喷雾不匀或加热不足影响效果。

● 其他方法

1．针清：对于闭合性粉刺，可以用粉刺针进行针清。用粉刺针刺破粉刺之后，有液状脓性分泌物排出，这样能加速炎症消退，避免出现瘢痕等严重并发症。

如果是较硬的白色闭口粉刺，扎破后不易挤出油脂或只能挤出白色固态豆渣样物质，说明毛囊、皮脂腺开口处存在角化过度问题。这种情况下不建议针清。

针清只能暂时将豆渣样物质排出，并不能抑制皮脂腺的过度分泌。因此，不能频繁使用。要注意配合抗毛囊、皮脂腺过度角化的治疗，包括使用维A酸、水杨酸、果酸等。

2.高压氧：研究表明，高压氧可以增加血氧含量、氧弥散距离和提高血氧张力，克服毛囊及周围组织的缺氧状态，改善有氧代谢。另外，高氧分压还可以促使毛囊及炎症组织中的细菌发生代谢障碍，达到抑制或杀菌的作用。因此，高压氧可用来治疗痤疮。

3.微整形：通过局部植入物（如胶原蛋白）注射，可以促使皮肤凹陷部分隆起，从而达到与周围皮肤平整的目的。因此，可用来治疗痤疮引起的萎缩性瘢痕。

痤疮如何做好皮肤管理

● 祛痘护肤品

◆ 有效成分

在具有祛痘作用的护肤品中，维A酸、果酸、水杨酸及壬二酸等是核心成分。这些成分的副作用包括皮肤干燥、脱皮、瘙痒、红斑和烧灼感，一般都很轻微。

1.维A酸：是治疗痤疮的一线药物，但有一定刺激性和光敏性，建议在夜间使用。

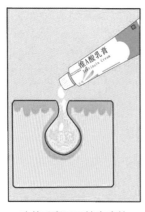
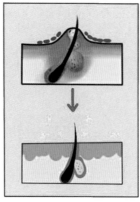
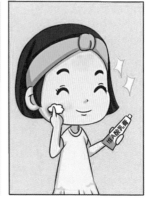

改善毛囊开口处表皮的　　　　预防和减轻　　　　改善色素沉着和
角化异常，溶解粉刺　　　　　痤疮炎症　　　　　痤疮瘢痕等

2．果酸：果酸可改善毛囊开口处表皮的角化异常，促使老化角质层脱落，还可使表皮层增厚，促使真皮层弹性纤维增生、黑色素淡化。低浓度果酸具有较强换肤、抗痘、去角质功效。

3．水杨酸：小分子水杨酸制剂可帮助清理被阻塞的毛囊，对黑头粉刺有较好的治疗效果。

4．壬二酸：壬二酸具有抗菌和抗炎特性。研究认为壬二酸是通过抑制微生物蛋白质的产生而表现出抗菌活性。鉴于此特性，壬二酸可能有助于治疗寻常痤疮。此外，壬二酸可改善毛囊表皮的过度增殖和炎症，并且不会影响皮脂腺。

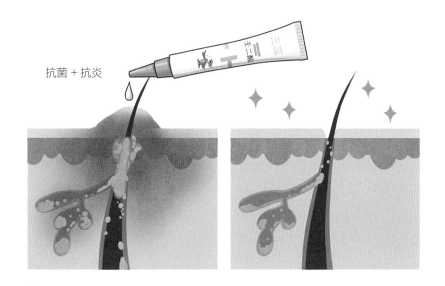

◆ **护肤品选择**

痤疮患者选择护肤品时应注意以下问题：

1．使用具有祛痘作用的护肤品。

2．及时清除面部油性分泌物，防止毛囊及皮脂腺堵塞，不宜使用油剂和膏剂化妆品。

3．外用药物时，最好每天 2 次用温水、少许洗面奶或香皂清除面部油脂及尘土，然后再在皮损处涂擦药物。待药物干燥后，全面部使用护肤品，如化妆水、乳液等。

4．痤疮炎症及脓疱感染期间应禁止使用粉底霜及面膜等。

5．避免使用含有香料的护肤品，谨防香料诱发接触性皮炎。

● 面部清洁和保湿要点

首先是皮肤清洁。针对患者皮肤油腻的特点，采取晨起和睡前使用有控油、抗炎、针对油痘皮肤的洁面产品，并用双手指腹顺皮纹方向轻轻按摩 3 ~ 5 分钟，以增强洗面奶的去污力。随后用温水洗干净，彻底清除当天皮肤上的灰尘和油垢。若遇面部尘埃、油脂较多，应随时用温水冲洗。一般洗脸次数以每日 2 ~ 3 次为宜。

其次要避免使用油性或粉质化妆品。除非工作需要，尽量不要化浓妆。睡前应彻底清除当天的化妆品，避免睡前涂抹厚重的营养霜，使夜间的皮肤轻松、毛孔畅通，充分呼吸。

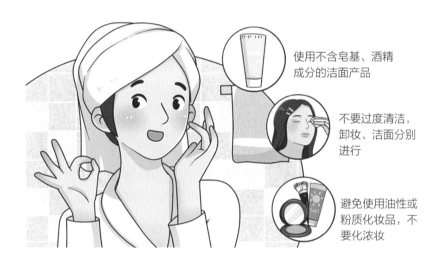

使用不含皂基、酒精成分的洁面产品

不要过度清洁，卸妆、洁面分别进行

避免使用油性或粉质化妆品，不要化浓妆

◆ 怎样进行面部清洁

在进行面部清洁时，应注意以下问题：

1. 坚持使用痤疮皮肤专用的洁面产品，其不含皂基和酒精成分，不会对痤疮再次造成刺激。

2. 不能过度清洁皮肤，因为清洁过度会刺激分泌更多油脂，形成恶性循环。

3. 卸妆、洁面建议分别进行，因为只有含油分的卸妆液才能彻底清除油性化妆品。

4. 专用海绵辅助洗脸，让油腻皮肤变得清爽。将洁面剂在手心揉搓出泡沫，用海绵依照从颈部、口周、下巴、面颊、鼻梁等处顺序轻刷；接着用温水冲走泡沫，用冷水拍脸。

专家支招

　　建议痤疮患者用温水洗脸，而不是用冷水或者热水。因为冷水不容易去除油脂，而热水又会促使皮脂腺分泌更多油脂。切记不要使用油脂类、粉质化妆品和随意使用含有糖皮质激素的软膏及霜剂。使用硫磺香皂清洁皮肤对痤疮有一定好处。

◆ **如何进行面部保湿**

　　使用痤疮专用的无油水基医用保湿乳。即使是油性皮肤也需要保湿，因为出油不等同于水分充足。保湿后的皮肤可以改善皮脂腺分泌，帮助控制痤疮，促进皮损愈合。

　　对于男性患者，建议选择含保湿成分的剃须产品。在刮胡子时，动作向下，朝着毛发生长的方向刮。

● **生活准则**

　　在日常生活中，痤疮患者一定要注意以下几点：

　　1. 乐观自信，积极防治：注意调节情绪，保持乐观自信，积极配合医生，合理诊治。

　　2. 戒烟，限制酒和浓茶：对于活动性、炎症性痤疮（如丘疹性痤疮、脓疱性痤疮），要注意少晒太阳，风沙天气避免外出。

　　3. 养成每天运动的习惯：适度运动可促进新陈代谢，对身体及皮肤都有很好的保护作用。

　　4. 良好的睡眠：经常熬夜对皮肤有很大伤害。资料显示，皮肤的新陈代谢通常在晚上 11 点到次日凌晨 2 点较为活跃，良好充足的睡眠能让皮肤获得充分休养。因此，不管工作或功课有多紧张，都应坚持在晚上 11 点之前上床休息。

　　5. 注意个人卫生：正确洗脸，定期洗手，还要保持日常用品如被单、枕头、毛巾的干燥和整洁。额头前的刘海容易刺激皮肤，尽量将其往上梳。

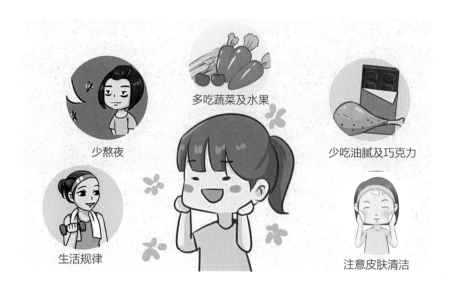

少熬夜　多吃蔬菜及水果　少吃油腻及巧克力　生活规律　注意皮肤清洁

● 饮食宜忌

◆ 适合的食物

1. 多吃水果和蔬菜，如苹果、梨、番茄、西瓜、黄瓜、丝瓜、冬瓜、苦瓜、菠菜、胡萝卜、甘蓝、四季豆、绿豆芽等。蔬菜最好以余烫、生吃、凉拌、水煮为主，尽量避免以油热炒的方式。

2. 多吃富含锌的食物，如牡蛎、动物肝脏、瘦肉、蛋类等，其中以牡蛎等海产品中含锌元素较多。

3. 多吃富含维生素 B_6 的食物，主要有动物肝脏和肾脏、蛋黄、干酵母、谷麦胚芽、鱼类、蔬菜（胡萝卜、菠菜）等。

4. 多吃富含维生素 A 的食物，如金针菜、韭菜、胡萝卜、菠菜等。

5. 多吃富含维生素 B_2 的食物，主要有蛋类和绿叶蔬菜等。

6. 多吃清凉性质的食物，如瘦猪肉、蘑菇、银耳、黑木耳、芹菜、苦瓜、黄瓜、冬瓜、茭白、绿豆芽、黄豆、豆腐、莲藕、西瓜、梨等。

◆ 忌口的食物

1. 辛辣之物。如辣椒、姜、葱、蒜、韭菜等，这类食物性热，进食后容易上火，痤疮患者本有内热，进食这类食物无疑是火上浇油。

2. 高脂类食物。高脂类食物能产生大量热能，使内热加重。因此，必须忌食如猪油、奶油、肥肉、猪脑、猪肝、猪肾等食物。

3．补益之品。补药多为热性之品，进补后会促进新陈代谢，加重内热，更易诱发痤疮。

4．高糖食物。进食高糖食物会使机体新陈代谢旺盛，皮脂腺分泌增加，从而使痤疮加重。同时，摄入过量糖分还可能在体内转化为脂肪。因此，痤疮患者应忌食高糖食物，如白糖、冰糖、红糖、葡萄糖、巧克力、冰淇淋等。

5．奶制品。牛奶内含有胰岛素样生长因子 -1（insulin-like growth factor-1，IGF-1）和酪蛋白，并且牛奶本身也会促进人体 IGF-1 的合成，而 IGF-1 可以促进毛囊皮脂腺分泌增加，导致痤疮加重。因此，痤疮患者要限制摄入牛奶及其他奶制品。

专家课堂

血糖生成指数（glycemic index，GI）是用来衡量食物引起餐后血糖反应的一项指标。通俗地讲，含等量碳水化合物的食物对餐后血糖的影响是不同的，GI 值越高的食物，对餐后血糖影响越大。

血糖负荷（glycemic load，GL）是将食物 GI 值与含糖量相结合，对食物进行评估的一项指标。换言之，即使一种食物的 GI 值较低，但若我们不控制总摄入量的话，它仍会对餐后血糖有较大影响。因此，准确地说，高糖食物应该是"高 GI/GL 食物"。

研究证实，高 GI/GL 食物会引起血液中胰岛素含量上升，游离胰岛素样生长因子 1（IGF-1）含量升高，最终引起表皮过度角化和皮脂分泌增多，导致痤疮发生。

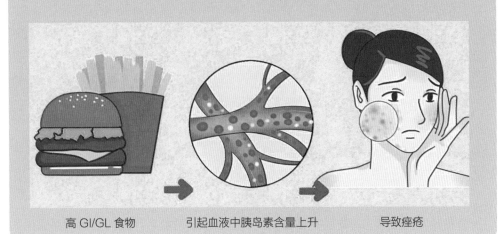

高 GI/GL 食物　　　　引起血液中胰岛素含量上升　　　　导致痤疮

除了常见加工类甜食、糖果外，可通过以下几个原则来判断食物的 GI/GL 值：

✓ 精制程度越高，GI 值越高：比如白米饭就是 GI 很高的食品，因此建议尽量食用糙米、杂粮。

✓ 煮得越烂，GI 值越高：比如土豆泥的 GI 值高于烤土豆，主要是因为食物煮烂后，其碳水化合物更易被消化。

✓ 混合餐 GI 值更低：混合餐中的膳食纤维、蛋白质、脂肪有助于降低混合餐的 GI 值，因此饮食均衡不仅有利于健康，对痤疮也有防治作用。

● 警惕手机和电脑的弱辐射

相信很多人都有这样的体会，当长时间面对电脑或手机后，会感觉面部油腻，特别是油性皮肤的人更是如此。当我们使用手机时，手机会向发射基站传送无线电波，而无线电波或多或少会被皮肤吸收，这些电波就是手机辐射。

弱辐射会刺激皮脂腺分泌，产生大量油脂。当分泌的油脂量超过代谢，皮脂淤积在毛囊口，使毛孔发生堵塞，就会导致痤疮发生。

为防止弱辐射，可以采取以下措施：

1. 降低辐射量：选择质量好的手机，还可以在手机和电脑屏幕上加装防辐射屏。

2. 减少辐射损伤：频繁使用手机和电脑的人群可多吃一些胡萝卜、番茄、瘦肉、动物肝脏等富含维生素 A、维生素 B、维生素 C 和蛋白质的食物。这些食物中含有的天然抗氧化剂和营养素可能有助于减少辐射引起的细胞损伤。

3. 使用隔离乳：使用手机和电脑后注意洗脸，使用温水和温和的洁面乳彻底清洗面部，将静电吸附的尘垢彻底清除，随后涂上保湿护肤品。

● 光电治疗期间的皮肤护理

在采用光电疗法治疗痤疮时，一定要考虑到皮肤屏障问题。

◆ 治疗前

避免频繁使用那些对皮肤有伤害，或者有较强角质剥脱作用的洁面用品，比如去死皮的洗面奶、磨砂膏、洁面仪等。

◆ 治疗中

治疗时注意启动修复皮肤屏障的一些措施，尤其对温度、能量、参数等都要加以关注。

◆ 治疗后

要坚持"冷处理、少洗脸、多保湿、慢脱痂、常防晒"5 个原则。

1．冷处理：在光电治疗后即刻进行冷处理，可最大限度减少红斑，舒缓疼痛，降低皮肤温度，避免色素沉着。可以用生胶原医用冷敷贴、透明质酸敷料，以及含有原花青素等抗氧化成分的面膜。这样可以促进创面愈合，修复皮肤屏障，具有冷敷保湿、降低皮肤敏感性、减少炎症反应等作用。

2．少洗脸：光电手术后，尤其是在治疗后 48 小时之内，尽量避免洗脸，更不能用热水烫洗。由于光、声、电治疗本身就可能损伤皮肤屏障，在受损角质层还未得到修复时就进行清洗，那相当于雪上加霜，千万使不得。

3．多保湿：有许多具有保湿修复功能的面膜，比如透明质酸等，皆能使用。注意避免使用可能含有激素成分的产品。

4．慢脱痂：一定要给皮肤一个正常的修复时间，通常是在术后 7～14 天。脱痂过快，容易留下萎缩性瘢痕或色素沉着。

5．常防晒：在任何以光、声、电为媒介的治疗后，防晒都是一个关键环节，否则就有可能前功尽弃。光电手术后的防晒应以硬防晒为主，适当使用无刺激性的防晒霜。在 1 个月内要避免日光暴晒。激光治疗后，皮肤正处于脆弱和修复的阶段，对于外界刺激较为敏感，如果没有做好防晒和保养，更容易发生色素沉着。

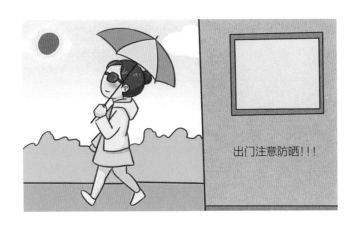

出门注意防晒！！！

● 痤疮瘢痕的预防

痤疮是一种慢性疾病，如果治疗不及时，或者处置不恰当，有可能导致瘢痕形成。为了预防这种情况发生，在日常生活中应注意以下问题：

1. 患了痤疮要及时正确地治疗，尽快控制病情，这样才能减少或预防瘢痕形成。

2. 在治疗过程中，配合用一些美白保养品或果酸类产品，如维生素 C、松果素、维 A 酸、曲酸等，可预防色素沉着或瘢痕形成。

3. 敷面膜对于消除痘印有一定作用。敷面膜可提高皮肤表面温度，改善面部血液循环，促进新陈代谢。同时面膜中所含预防色素沉着或修复营养成分能更好地被皮肤组织吸收。

4. 注重防晒，大量紫外线照射会使患者恢复期的皮肤产生色素沉着，因此不宜进行时间过长的户外活动。

5. 在饮食方面，可以补充一些能促进色素代谢、加速皮肤愈合的食物，比如百合、绿豆、银耳、莲子、薏苡仁等，坚果类食物如杏仁、核桃、板栗等，含有维生素 C、维生素 A 的蔬菜水果，如花椰菜、白菜、绿色蔬菜、番茄、柠檬、草莓、猕猴桃等。

专家提醒

在皮肤科门诊，一些患痤疮的年轻患者经常会问一个问题："脸上的痘痘可以用手挤吗？"医生总会果断地回答："不行！"

千万不要用手和器械去挤压痤疮的皮损。尽管痤疮脂栓的排出有利于皮损愈合，但是挤压后有可能将脂栓挤入真皮层内，造成深层组织的炎症，最后可能会留下色素沉着和瘢痕。

如果想让痘痘好得快一些，可以到正规医院的皮肤科，由专业人员用特殊的粉刺挤压器进行"清痘"，然后再配合使用相关的内服或外用药物。

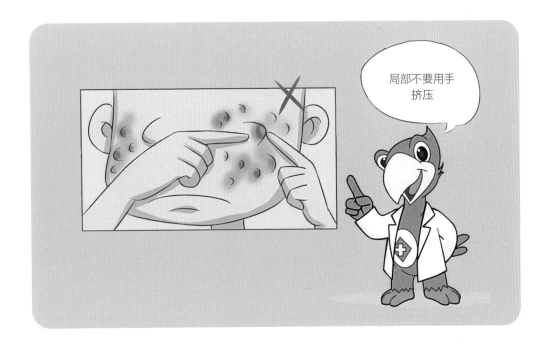

● 患者教育和管理

痤疮是一种慢性损容性疾病，对患者的容貌有较大影响，且治疗过程漫长。在此过程中，对于患者的教育和管理是十分重要的。

1. 健康教育：注意限制高糖、高脂饮食，起居有节，适当控制体重，避免熬夜及过度日晒。重度痤疮患者易出现焦虑和抑郁情绪，需要进行及时的心理疏导。

2. 科学护肤：患者皮肤常有皮脂溢出，可选用控油保湿清洁剂洁面，以去除多余油脂和皮屑。清洁后，根据患者皮肤类型选择使用合适的护肤品。油性皮肤和混合性皮肤 T 区宜选控油保湿类护肤品。两颊部位或者果酸换肤、激光等因素引起皮肤屏障受损者，宜选择舒敏保湿类护肤品。

3. 定期随访：痤疮病程漫长，建议患者在治疗中定期复诊，根据治疗反应情况及时调整治疗方案，以减少后遗症发生。

痤疮的皮肤管理方案

　　根据皮损类型和严重程度，选用不同治疗手段和方法，包括内服药、外用药、物理治疗、化学治疗及医学护肤品的合理辅助等。

　　1．单纯毛孔粗大：可使用强脉冲光；皮脂溢出过多可采用肉毒毒素水光注射，同时口服维生素 B_6。

　　2．轻度痤疮：以粉刺为主，使用果酸换肤，面部使用维 A 酸乳膏。

　　3．丘疹、脓疱型痤疮：以维 A 酸外用或果酸换肤为主，口服异维 A 酸和丹参酮胶囊等，配合红光照射。在外用维 A 酸基础上，加用夫西地酸、莫匹罗星等抗生素制剂。重症患者内服多西环素、阿奇霉素等抗生素药物。

　　4．囊肿、结节性痤疮：首选异维 A 酸口服。局部注射糖皮质激素，缓解或避免瘢痕形成。对重度结节、囊肿型皮损，可使用光动力疗法。

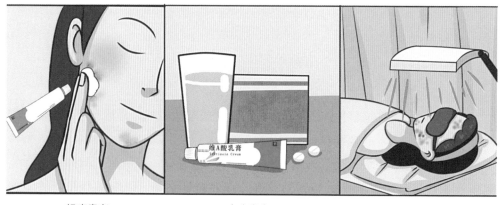

轻度患者
外用维 A 酸，果酸换肤

中度患者
外用维 A 酸加口服抗生素

重症患者
首选异维 A 酸口服联合
光动力疗法

　　5．痤疮瘢痕：萎缩性瘢痕首选 CO_2 点阵激光或离子束、铒激光，其他方法有微针、射频等；较大凹陷性瘢痕还可选择钝针分离、填充或者手术切除；对增生性瘢痕，宜综合治疗，比如局部封闭、染料激光、CO_2 点阵激光等；对瘢痕疙瘩可进行手术切除，配合放射治疗。

　　6．黑色痘印：外用维 A 酸、熊果苷、左旋维生素 C 及传明酸精华等，选择含有寡肽、胶原蛋白等成分的护肤品；化学换肤如果酸、水杨酸等；通过纳晶导入一些修复类产品；微针美塑疗法，每月 1 次，3 次为一个疗程；强脉冲光、Q 开关 1064 nm Nd：YAG 激光等。

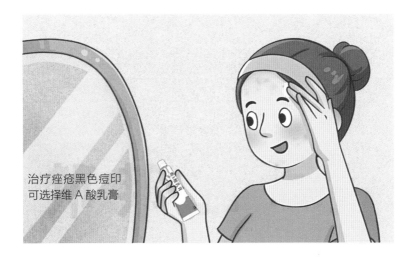

治疗痤疮黑色痘印可选择维 A 酸乳膏

专家支招

　　对痤疮的皮肤管理要遵循分级联合治疗原则。痤疮的分级体现了病情严重程度和皮损性质，而痤疮严重程度及皮损类型不同，对不同治疗方法的反应也不一样，故痤疮的治疗应根据其分级选择相应的治疗药物和手段。

　　此外，不同药物的作用机制往往针对痤疮的不同发病环节，因此不同治疗方法的联合使用可以产生协同作用。

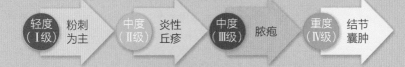

| 轻度（Ⅰ级） 粉刺为主 | 中度（Ⅱ级） 炎性丘疹 | 中度（Ⅲ级） 脓疱 | 重度（Ⅳ级） 结节囊肿 |

　　痤疮患者的皮肤屏障受损，而长期口服或外用抗痤疮药物如维 A 酸往往会加重皮肤屏障的破坏，导致皮肤敏感。因此，除药物治疗、物理治疗、化学剥脱外，也需要配合使用医学护肤品，以维持和修复皮肤屏障功能。

　　目前，临床试验的疗程多为 3~4 个月，在预防复发和减轻症状方面已取得明显疗效，停止治疗后症状有可能复发，这提示更长时间的治疗是有益的。

　　痤疮的维持治疗可减轻和预防复发，改善患者生活质量，是痤疮系统和完整治疗的一部分。外用维 A 酸及口服维 A 酸是痤疮维持治疗的一线首选药物，医学护肤品可用于辅助维持治疗。

● 轻、中度痤疮

轻、中度痤疮皮肤管理方案

分期	治疗方案	方案描述
轻、中度期（1.5个月） 黑白头粉刺、丘疹、脓疱	（药物治疗）+治疗项目+家用护肤品 ＊轻度患者仅需治疗项目+家用护肤品；中度患者需在口服药或外用药膏基础上，再配合治疗项目+家用护肤品	√ 药物治疗：口服药（抗生素类）/外用药（过氧化苯甲酰、抗生素） √ 治疗项目：复合酸活肤项目（+粉刺清除术）+LED红蓝光（每周1次，6次一疗程） （项目产品：复合酸活肤套包/复合酸活肤面膜+医用冷敷贴） 【注意】复合酸活肤项目后如有冒白头，则需及时行粉刺清除术，再配合照光。活肤后配合LED照光，每次仅照一种光，红蓝光交替开展，每次15分钟 √ 家用护肤品：控油保湿洁面泡沫+净颜祛痘调理水+控油焕采精华液+控油祛痘修护乳+保湿防护隔离乳
痘印期（3个月） 红色/黑色痘印	治疗项目+家用护肤品	√ 治疗项目： ①复合酸活肤项目+LED红光（2周1次，6次一疗程） （项目产品：复合酸活肤套包/复合酸活肤面膜+医用冷敷贴） ②强脉冲光（每月1次，3次一疗程） ③中胚层美白（每月1次，3次一疗程） （项目产品：修复水光+医用冷敷贴；微针：1.5 mm） 【项目指导】上述3类项目结合开展：复合酸项目每2周1次，中间1周开展强脉冲光或中胚层项目 √ 家用护肤品：控油保湿洁面泡沫+净颜祛痘调理水+控油焕采精华液+控油祛痘修护乳+保湿防护隔离乳 （项目后护理产品：医学修复冻干粉、医用冷敷贴、多肽修复产品）
修复期（3个月） 修复皮肤屏障	治疗项目+家用护肤品	√ 治疗项目： ①复合酸活肤项目（2周1次，6次一疗程） （项目产品：复合酸活肤套包/复合酸活肤面膜+医用冷敷贴） ②修复项目（项目产品：修复套包） （普通导入仪：第1个月每周1次，后2个月每2周1次，共8次一疗程；高端导入仪：每2周1次，6次一疗程） √ 家用护肤品：控油保湿洁面泡沫+净颜祛痘调理水+控油焕采精华液+控油祛痘修护乳+保湿防护隔离乳

● **重度痤疮**

重度痤疮皮肤管理方案

分期	治疗方案	方案描述
重度期（3个月）囊肿、结节	药物治疗 + 治疗项目 + 家用护肤品	√ 药物治疗：口服药（维 A 酸类、抗生素类、激素类）/ 外用药（维 A 酸类、过氧化苯甲酰、抗生素） √ 治疗项目： ①复合酸活肤项目 + LED 红蓝光（2 周 1 次，6 次一疗程） ②强脉冲光 / 激光（1320 nm、1450 nm、1550 nm）（每月 1 次，3 次一疗程） ③光动力疗法（2 周 1 次，3 次一疗程） ④囊肿内注射（前期结合药物治疗同时开展，每 1 ~ 2 周 1 次，根据症状改善程度停用） 【项目指导】复合酸项目联合强脉冲光作为重度痤疮治疗的基础项目，有条件的可用激光代替强脉冲光。复合酸每 2 周 1 次，中间 1 周开展强脉冲光或激光；严重囊肿型患者前期可行囊肿内注射，有条件还可开展光动力治疗 √ 家用护肤品：控油保湿洁面泡沫 + 祛痘调理水 + 控油精华液 + 控油祛痘修护乳 + 保湿防护隔离乳 （项目后护理产品：维生素 B_5 修护喷雾、舒缓保湿面膜、多肽修护套组）
痘印期（3个月）红色 / 黑色痘印	治疗项目 + 家用护肤品	√ 治疗项目： ①复合酸活肤项目 + LED 红蓝光（2 周 1 次，6 次一疗程） （项目产品：复合酸活肤套包 / 复合酸活肤面膜 + 医用冷敷贴） ②强脉冲光（每月 1 次，3 次一疗程） ③中胚层美白（每月 1 次，3 次一疗程） （项目产品：水光 + 医用冷敷贴；微针：1.5 mm） 【项目指导】上述 3 类项目结合开展：复合酸项目每 2 周 1 次，中间 1 周开展强脉冲光或中胚层项目 √ 家用护肤品：控油保湿洁面泡沫 + 祛痘调理水 + 控油精华液 + 控油祛痘修护乳 + 保湿防护隔离乳 （项目后护理产品：维生素 B_5 修护喷雾、舒缓保湿面膜、多肽修护套组）

分期	治疗方案	方案描述
痘疤期（6个月）凹陷性/增生性瘢痕	治疗项目＋家用护肤品	√治疗项目： ①非剥脱性点阵激光（1440 nm、1540 nm 和 1550 nm）和剥脱性点阵激光（940 nm、10 600 nm）（2月1次，3次一疗程） ②中胚层淡瘢痕项目（2月1次，3次一疗程）（项目产品：修护冻干粉套盒＋医用冷敷贴；微针：2 mm） 【项目指导】点阵激光和中胚层项目交替结合开展，1个月做点阵激光，1个月后做中胚层项目 √家用护肤品：控油保湿洁面泡沫＋祛痘调理水＋控油精华液＋控油祛痘修护乳＋保湿防护隔离乳 （项目后护理产品：维生素 B_5 修护喷雾、舒缓保湿面膜、多肽修护套组）
修复期（3个月）修复皮肤屏障	同"轻、中度痤疮修复期"	同"轻、中度痤疮修复期"

● 痤疮痊愈后长期维护

痤疮痊愈后长期维护

治疗目标和原则	治疗方案	方案描述
目标：在保持皮肤良好状态的基础上，可考虑美白、紧致等提升需求；原则：持续补水保湿基础上＋美白、紧致等提升	家用护肤品（＋养护医美项目）	√家用护肤品：控油祛痘系列（洁面泡沫＋调理水＋精华液＋修护乳）＋保湿防护隔离乳/修复紧致系列（洁面乳＋修护水＋精华素＋赋活乳＋紧致霜）＋保湿防护隔离乳 【产品原理】温和清洁、控油保湿、淡斑修护、严格防晒；在温和清洁、补水保湿基础上，侧重修复和紧致抗衰 √养护医美项目：补水项目/修复项目/基础美白抗衰项目/光电项目/中胚层项目等 【项目原理】结合实际情况，开展基础养护或高端医美项目

● 女性特殊时期痤疮

女性特殊时期痤疮的治疗应以外用药为主。

1. 备孕女性：在距离妊娠前 3 个月以上，一般可安全用药。在口服维 A 酸药物治疗前 1 个月直到停药后 3 个月内，应采取严格避孕措施。

2. 妊娠期女性：轻度痤疮可外用壬二酸和克林霉素制剂，过氧化苯甲酰可小面积谨慎使用；中、重度痤疮以外用壬二酸和克林霉素制剂为主，必要时配合短期口服大环内酯类抗生素（尽量避开妊娠期前 3 个月）；重度痤疮除按照上述轻、中度痤疮进行治疗外，还可考虑短期使用泼尼松。

3. 哺乳期女性：外用过氧化苯甲酰和壬二酸制剂。炎症明显时可短期使用克林霉素等。可使用四环素类抗生素，建议不超过 3 周。

专家提醒

　√ **治疗方法及时调整。** 由于发病原因、发病过程复杂，对痤疮需要进行综合治疗。而且在疾病不同阶段，"主要矛盾"也有所不同，因此治疗方法需经常调整。

　√ **治疗因人而异。** 医生应根据皮损性质、严重程度、药物作用机制，以及患者既往治疗史、经济状况综合考虑，选择适合患者本人的治疗方案。

　√ **对皮肤屏障的保护。** 痤疮是毛囊、皮脂腺的炎症，需要进行抗炎及调节内分泌治疗。但是，如果在此过程中损害了皮肤屏障，也会影响治疗效果。因此，在治疗的同时需要注意：一是可选用控油保湿功能的护肤品，注意水油平衡；二是不能清洁过度，注意皮肤屏障功能的防护。

　√ **心理疏导和健康教育。** 治疗过程中应重视对患者进行心理疏导和健康教育，让患者充分了解痤疮病程、饮食、不良反应，指导患者正确选择和使用护肤品。

　√ **持久战原则。** 治疗时间短很容易导致病情复发。

第 7 章　激素依赖性皮炎的皮肤管理

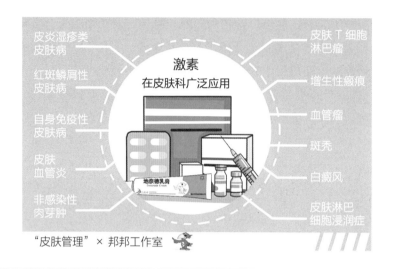

皮炎湿疹类皮肤病

红斑鳞屑性皮肤病

自身免疫性皮肤病

皮肤血管炎

非感染性肉芽肿

激素
在皮肤科广泛应用

地奈德乳膏

皮肤 T 细胞淋巴瘤

增生性瘢痕

血管瘤

斑秃

白癜风

皮肤淋巴细胞浸润症

"皮肤管理" × 邦邦工作室

目前，糖皮质激素被越来越多的人所熟知。这里所说的"熟知"，并不是对它的功效好处有多了解，而是听说它对皮肤的危害很大。有很多患者听到医生给自己使用的药物是激素后，非常抵制，表示自己无论如何都不会使用激素。他们会把激素的副作用无限扩大化，甚至认为它是一种"毒药"。这里想跟大家强调一下，激素是把"双刃剑"，只要正确使用，它就是治病救人的良药。

1948—1949 年，美国明尼苏达大学教授菲利普·亨奇和肯德尔用可的松在风湿性关节炎患者中开展了临床试验，获得成功。由于发现肾上腺皮质激素（可的松）的作用及其结构，1950 年，亨奇和肯德尔以及瑞士化学家赖希斯泰因共同获得了诺贝尔生理学及医学奖，创下诺贝尔奖颁发速度的最快纪录。

随着激素的发现和研究进展，给许多难治性疾病提供了一种强有效的治疗手段，缓解了疾病带来的痛苦，提高了患者的生活质量。当然，激素的确有各种不容忽视的副作用。我们在本章中介绍的激素依赖性皮炎（激素脸）就是长期外用糖皮质激素引起的皮肤疾病。近年来，激素依赖性皮炎开始有了不断增多的趋势，在我国尤其明显。而激素依赖性皮炎患者除了少数知道自己在使用糖皮质激素，更多的是在不知情的情况下长期使用，那到底问题出在哪里呢？

什么是激素依赖性皮炎

生理情况下，肾上腺皮质的束状带分泌皮质醇，主要是氢化可的松，正常人一天分泌的基础量是 20 ~ 30 mg，是人体血浆中最主要的糖皮质激素。糖皮质激素类药物是人工合成的甾体类固醇激素，又称为皮质类固醇。药理剂量的糖皮质激素具有良好的抗炎、抗毒、抗过敏及抗增殖作用。

在皮肤科，激素可以治疗皮炎湿疹类皮肤病、红斑鳞屑性皮肤病、自身免疫性皮肤病、皮肤血管炎、非感染性肉芽肿、皮肤淋巴细胞浸润症、白癜风、斑秃、血管瘤、增生性瘢痕、皮肤 T 细胞淋巴瘤等，可以说涵盖了许多常见或难治的皮肤科疾病。

● 糖皮质激素的分类

临床上常用的分级方法是 4 级分类法，将糖皮质激素类药物分为超强效、强效、中效和弱效 4 类。激素的结构是决定其作用强度的主要因素，但浓度、剂型对其影响也较大。

◆ 超强效和强效激素

适用于重度、肥厚性皮损。一般每周用药不应超过 50 g；连续用药不应超过 2 ~ 3 周；尽量不用于 < 12 岁儿童；不应大面积长期使用；除非特别需要，一般不应在面部、乳房、阴部及皱褶部位使用。国内外常用的超强效激素包括：0.05% 丙酸氯倍他索凝胶、软膏、乳膏及泡沫剂，0.05% 醋酸双氟拉松软膏及 0.1% 氟轻松乳膏等。强效激素包括：0.1% 哈西奈德乳膏、软膏及溶液，0.1% 安西奈德软膏，0.05% 二丙酸倍他米松凝胶、乳膏及软膏，0.05% 丙酸氯倍他索溶液（头皮剂），0.025% 丙酸倍氯米松软膏，0.25% 去羟米松软膏剂及软膏，0.05% 卤米松乳膏，0.1% 戊酸倍他米松软膏，0.05% 醋酸氟轻松软膏、乳膏或凝胶及溶液，0.1% 糠酸莫米松软膏，0.005% 丙酸氟替卡松软膏，0.1% 曲安奈德软膏，0.5% 曲安奈德乳膏等。有的药品仍沿用"霜"，作为剂型的属性。

◆ 中效激素

适用于轻、中度皮损。可以连续应用 4 ~ 6 周；< 12 岁儿童连续使用尽量不超过 2 周；不应大面积长期使用。常用中效激素有：0.1% 糠酸莫米松乳膏和洗剂，

0.1% 丁酸氢化可的松软膏、乳膏及洗剂，0.05% 丙酸氟替卡松乳膏，0.1% 曲安奈德乳膏及洗剂，0.12% 戊酸倍他米松泡沫，0.025% 氟轻松软膏和乳膏，0.2% 戊酸氢化可的松乳膏，0.05% 二丙酸倍他米松洗剂，0.1% 戊酸倍他米松乳膏及洗剂，0.05% 丁酸氯倍他松软膏等。

◆ **弱效激素**

适用于轻、中度皮损（包括儿童皮肤病、面部和皮肤柔嫩部位）。可以在医生指导下短时较大面积使用，必要时可以较长期使用。常用弱效激素有：0.05% 地奈德软膏、乳膏、凝胶、泡沫剂及洗剂，0.1% 戊酸倍他米松洗剂，0.01% 氟轻松乳膏及 0.05% 氟轻松溶液，0.025% 曲安奈德乳膏及水剂，以及外用各种剂型的氢化可的松、泼尼松和地塞米松制剂，如 0.5% 醋酸氢化泼尼松软膏、0.05% 醋酸地塞米松软膏、0.025% 醋酸氟氢可的松软膏等。

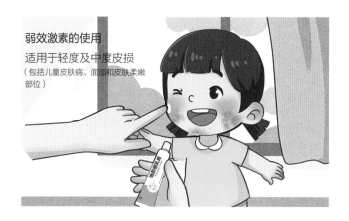

弱效激素的使用
适用于轻度及中度皮损
（包括儿童皮肤病、面部和皮肤柔嫩部位）

● **特殊人员及特殊部位的激素使用方法**

1. 妊娠期或哺乳期妇女：外用激素对人类胎儿发育影响尚不完全明确，妊娠期慎用，必须应用时，在取得知情同意后可以使用弱效、中效或软性激素；妊娠早期勿用含氟激素；哺乳期勿在乳房部位应用。

2. 婴幼儿、儿童及老年人：由于皮肤薄，代谢及排泄功能差，大面积长期应用容易全身吸收，产生系统性不良反应，一般选择弱效或软性激素如糠酸莫米松。除非临床特别需要或药品特别说明，慎用强效及超强效激素。在婴儿尿布区不使用软膏（相当于封包，会增加吸收）。多数激素没有明确的年龄限制，强效激素卤米松的说明书指出 2 岁以下儿童可以应用，但连续使用不应超过 7 天。

3．皮肤柔嫩部位：如面部、眼周、颈部、腋窝、腹股沟、股内侧、阴部等部位皮肤薄，激素吸收率高，更容易产生表皮萎缩、萎缩纹、局部吸收及依赖反跳综合征，应避免使用强效、含氟的制剂。必须使用时，可以选地奈德制剂、糠酸莫米松凝胶或乳膏、丙酸氟替卡松乳膏、氢化可的松制剂等。一般湿疹皮炎用药 1～2 周，红斑鳞屑性皮肤病应用 2～3 周，其他如斑秃、白癜风、红斑狼疮等可以适当延长。

4．毛发浓密部位：如头皮，根据皮损的性质选择合适强度的激素，剂型可选溶液、洗剂、凝胶。

● 糖皮质激素的副作用

激素固然好，合理使用是关键。外用糖皮质激素前，首先要明确皮肤病的诊断是否正确；是否存在外用糖皮质激素的适应证及禁忌证；所选糖皮质激素的强度、剂型是否合适；对拟用药物的作用、不良反应、使用方法是否了解；能否在适当时间内控制病情；病情控制后能否很快减量直至停药。需要明确用药的必要性、注意事项、可能发生的不良反应及防范方法。最后，必须注意，使用激素时不能忽视针对病因的检查和治疗，否则很可能"治标不治本"。

长期大量外用糖皮质激素可以导致皮肤萎缩、毛细血管扩张、局部多毛、色素改变，诱发溃疡、毛囊炎或粟粒疹、脂肪或肌肉萎缩等不良反应，同时会出现激素依赖及反跳反应。眼周使用可能引起眼压升高、青光眼、白内障，加重角膜、结膜病毒或细菌感染，严重者可以引起失明。长期大面积应用强效或超强效糖皮质激素制剂，因吸收可造成下丘脑-垂体-肾上腺轴抑制，出现类库欣综合征、婴儿及儿童生长发育迟缓、血糖升高、致畸、矮小症等系统性不良反应。

● 何为激素依赖性皮炎

外用糖皮质激素是治疗面部皮炎湿疹类皮肤病的一线用药，因其效果明显，副作用短期不明显，所以临床上广为使用。但糖皮质激素药膏的滥用，日常护肤品等偷偷违规添加激素，使人们不知不觉中对激素产生了依赖，激素依赖性皮炎就隆重"登场"了。

医学上尚未有对激素依赖性皮炎的明确定义。Rapaport 等认为本病主要见于特应性皮炎患者的面部，将其激素依赖性或者成瘾性定义为面部红脸综合征

（red face syndrome）或红斑灼热皮肤综合征（red burning skin syndrome）。Ljubojevia 等将因局部外用糖皮质激素引起的面部皮炎称为玫瑰痤疮样类固醇皮炎（steroid dermatitis resembling rosacea）或激素性玫瑰痤疮（steroid rosacea）。Rosso 等也将因局部外用激素引起的面部皮炎称为激素导致的玫瑰痤疮样皮炎（corticosteroid-induced rosacea-like dermatitis，CIRD）。Ljubojeviae 等则根据该病皮损分布情况，将玫瑰痤疮样类固醇皮炎分为口周型、面部中央型及弥散型。

中国医师协会皮肤美容专业委员会的专家将激素依赖性皮炎（corticosteroid addictive dermatitis）定义为：一种由于长期外用含糖皮质激素制剂，一旦停药导致原有皮肤病复发或加重，迫使患者再次使用糖皮质激素的疾病，称为糖皮质激素依赖性皮炎，简称激素依赖性皮炎。并根据皮损分布部位分为三型：口周型、面部中央型及弥散型。临床表现有：①皮肤变薄、潮红，伴毛细血管扩张；②痤疮样皮炎：粉刺、丘疹及脓疱；③色素沉着；④皮肤老化：皮肤干燥、脱屑、粗糙，甚至萎缩；⑤毳毛增粗、变长。

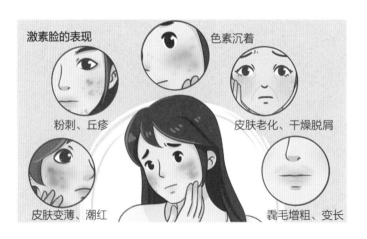

皮肤屏障和激素依赖性皮炎

● 激素依赖性皮炎的发生机制

随着人们对皮肤屏障的不断认知和探索，其重要性越来越凸显。皮肤屏障结构及功能的稳定，对保护机体内脏器官和组织免受外界有害因素损伤，防止体内水分、电解质及营养物质的丢失具有重要意义。不规范地使用糖皮质激素可严重破坏局部皮肤屏障结构及功能。

　　激素会使皮肤屏障功能受损，表皮和真皮变薄，这也是应用某些"神奇"护肤品后显得"白里透红"的原因之一。因为激素会抑制细胞脱氧核糖核酸（DNA）合成和有丝分裂，抑制角质形成细胞的增殖和分化，导致透明角质层颗粒形成减少，进而导致角质层变薄；影响角蛋白、中间丝聚合蛋白的分化，使桥粒密度下降，板层小体减少，角质层内聚力及完整性异常，导致皮肤表面屏障功能受损，表皮水分丢失、pH 值等均会增高。同时，激素的抗有丝分裂作用使蛋白质合成减少，从而减少了胶原的合成，导致真皮变薄。这些抗增殖作用在治疗增生性瘢痕的时候是有益的，但对于正常或萎缩皮肤无疑会造成伤害。表皮血管也会因此显露，长期受激素收缩血管作用的影响后，最终转变为毛细血管扩张。而毛细血管扩张引起面部潮红可能与轴突反射有关。

　　皮肤屏障功能受损可活化白细胞介素 -6（IL-6）、白细胞介素 -1α（IL-1α）、肿瘤坏死因子 -α（TNF-α）、粒细胞集落刺激因子（GSF）等炎性细胞因子，进一步诱发并加重皮肤炎性反应。表皮内糖皮质激素受体 α 在此过程中也起到重要作用：激素依赖性皮炎患者糖皮质激素受体 α 密度增高，但其与糖皮质激素的亲和力下降，可见表皮是外用激素的主要靶位。

　　除了经典的物理屏障，近年来，皮肤免疫屏障和微生物屏障也越来越受到大家的关注。已知与激素依赖性皮炎有关的微生物有痤疮丙酸杆菌、梭杆菌属、革兰氏阴性杆菌、葡萄球菌、链球菌、毛囊蠕形螨等。微生态的失衡与表皮屏障的受损关系密切。另外，激素会影响中性粒细胞、巨噬细胞、朗格汉斯细胞等，造成皮肤局部免疫功能下降，促使酵母菌等微生物的过度增殖。部分喜欢"捣蛋"的微生物通过产生抗原，介导免疫反应，释放炎症介质，加重皮肤炎性反应。

● 激素依赖性皮炎的诱发因素

　　发生在面部的激素依赖性皮炎俗称"激素脸"。当然，并非外用糖皮质激素后都会变成激素依赖性皮炎。首先，需要长期反复外用糖皮质激素达 1 个月以上；其次，原有皮肤病已经痊愈，因为许多自认为是激素依赖性皮炎的，其实是原发病（如颜面再发性皮炎、光敏性皮炎等）停药后反复发生而已；最后有典型的皮损，主观感觉有灼热、刺痛、紧绷等，而瘙痒相对不明显。

　　其实很大一部分激素依赖性皮炎并非医院开具的外用糖皮质激素药膏引起。尤其皮肤科医生会避免在面部使用超强效及强效激素，如果病情需要，则选择中效、弱效激素药膏或软性激素药膏，并告知用药方法。软性激素全身吸收很少或能迅速地被分解代谢为无活性的降解产物，而局部却保留高度的活性，故对下丘脑 - 垂体 - 肾上腺轴的抑制及其他全身不良反应大为减少。软性激素适合于老年人、婴幼儿及较大面积使用。而且医生在配药时一般会叮嘱患者定期来医院复诊，避免长期外用一种激素药膏导致的疗效下降和副作用增加。当然，也有不少患者在医院就诊一次后，觉得药膏效果非常好，没有好彻底就急于停用了，复发后嫌去医院麻烦，自己到药店购买同类药膏，这样反复间断使用也很容易引起激素依赖性皮炎。

一些护肤品或者美容产品厂家为了短期效果违规添加糖皮质激素，使用者觉得效果好且不过敏（其实是激素的抗炎、抗过敏作用）而成为忠实粉丝，不知不觉中就发展成了激素脸。这类案例在门诊经常可以遇到，各种媒体也时有报道。2021年1月，有媒体曝光了一起疑似"大头娃娃"事件。视频显示，5个月大的宝宝在使用某品牌的"多效特护抑菌霜"后出现"大头娃娃"症状，如发育迟缓、脸部肿大等。专业机构检测结果显示，产品含有的氯倍他索丙酸酯超过 30 mg/kg，因为"价廉物美、疗效显著"，和地塞米松、氯氟舒松等老牌激素一样经常被违规添加。

● 激素依赖性皮炎的表现

当然，上述报道中的"大头娃娃"情况并不多见，这是长期大量使用激素吸收后造成的类库欣综合征表现。我们常见的激素脸多表现为使用某些化妆品或者药膏后，短期效果很好，皮肤嫩得像剥了壳的鸡蛋一样，但停止使用后，如"皮肤鸦片"般出现戒断反应，满脸发红、丘疹、脓疱、脱屑、灼热、刺痛、瘙痒，再次使用此产品后，皮肤的不适症状又缓解了，但容易反反复复。

专家诊室

小敏经朋友介绍购买了一套据说十分"神奇"的美容产品。刚开始使用时，正如朋友所说的，小敏发现皮肤变白了，原来触摸起来略感粗糙的皮肤变光滑了，隐隐的色斑也有所消退，时不时冒一下的痘痘也老实了，感觉整个人的容貌都焕然一新。小敏不禁感慨："这个产品真是名不虚传，速效、高效，而且不过敏！"她还想象着长期使用会让皮肤越来越好。

使用数月之后，小敏发现脸上的红血丝越来越明显，两个脸颊出现了类似"高原红"

的表现，特别是在密闭闷热的环境中，甚至用热水洗个头，脸上的皮肤都容易潮红、灼热，要冷敷才能缓解。皮肤感觉越来越敏感了，容易发红、发烫，特别干，怎么敷面膜都不管用。脸上的痘痘又开始长出来了，绵延不绝，留下很多难看的痘印。此外，还出现多毛、紫癜的情况。

于是，小敏更换了其他品牌的护肤品。但更换没多久，症状比原来还厉害！小敏琢磨着："可能新换的产品不适合自己，那还是用回'老冤家'吧，虽然达不到原来嫩出水的效果，但还算凑合。"

直到黑一块、白一块、红一块的脸色实在难看，"给脸色看"的时候越来越频繁，小敏感觉心情烦躁、沮丧，只好去皮肤科就诊，才知道自己得了激素依赖性皮炎。

医生告诉她，使用这种产品后瞬间的白和嫩主要是因为激素缩血管引起的苍白及强大抗炎作用带来的短暂"安宁"，时间长了，皮肤萎缩、变薄，"吹弹可破"，这不知不觉的变化比定期去角质还厉害。

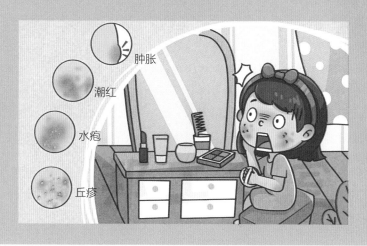

激素直接引起的副作用如皮肤萎缩等，随着使用时间的延长、用量的增大而出现并加重，一般不发生于使用的早期。其所谓的戒断症状如红斑、水肿、灼热，更是常发生于停用该类制剂数周至数月后，而非使用过程中，这些都与变态反应的一般规律不符，所以激素依赖性皮炎并非过敏所致。况且，绝大多数患者既往并无各类皮肤过敏史，当使用了一段时间的皮质类固醇制剂后，则变得对多种理化因素敏感起来，如温热、紫外线、肥皂、洗发水及其他化妆品，再用激素制剂则可缓解，从而难以停用，形成依赖，继续使用又使第一类症状加重，以致恶性循环。

如果你也有这些皮肤表现，那就需要警惕了。如果真得了激素脸，要抓紧治、好好养！

如何避免激素依赖性皮炎

想要远离激素依赖性皮炎，一定要从源头上控制，也就是说避免不规范地外用糖皮质激素。

● 在医生指导下正确使用外用药膏

当面部出现皮炎、湿疹类问题时，不要随意自行外用药膏。大家如雷贯耳的肤轻松（醋酸氟轻松乳膏）、皮炎平（复方醋酸地塞米松乳膏）、皮康王（复方酮康唑软膏）、去炎松（曲安奈德乳膏）、无极膏等，都是外用糖皮质激素，一般药店可以购买到。这类激素药膏初次使用后，效果通常不错。因此，不少人把它们当成了灵丹妙药，一出现皮肤问题，就去药店自行购买后涂抹。久而久之，激素依赖性皮炎就找上门了。皮肤病有上千种，没有一种药适合所有病或所有人。

专家提醒

药膏名字中含有"松"或"奈德"的，多是激素，用于面部等娇嫩部位一定要慎之又慎。有些药膏把商品名标注得很显眼，真正的成分未必引人关注，所以要养成仔细查看药物说明书的习惯，重视注意事项和不良反应的描述。

到医院就诊时，可以请医生讲清楚外用药膏的性质、疗程和使用方法。如果是糖皮质激素药物，尽可能选择温和的药膏并正确应用，既不要长期反复外涂，也不要刚用两次、有点好转，就马上停药。对于一些慢性皮肤病，需要定期复诊，根据变化来调整治疗方案。当然，也有少数医生对各种外用糖皮质激素了解不够，对其适应证和禁忌证掌握不精准，没有良好控制患者的激素使用量。对于这种医源性的激素依赖性皮炎，需要加强规范外用糖皮质激素的相关培训。

● 避免使用"三无"产品

对于各种小诊所或门诊部的自制药膏，如果外包装盒没有生产日期，没有批号，也未标注生产厂家，却自诩"没有激素、包治百病"，消费者一定要对这种"三无产品"提高警惕。不少患者使用后还真感觉效果不错，就继续前往购买独此一家的"神药"，靠着口口相传，越来越神化，却很少有人去关注里面究竟是什么成分。这种自制药膏一般都是"大杂烩"，起主要效果的往往是强效或者超强效激素，所以"立竿见影"，但短时间内就可能造成激素依赖性皮炎。许多人推崇"能抓老鼠的就是好猫"，就怕这"好猫"不仅仅能抓老鼠，还同时能抓人！

网上花花绿绿的各种纯中草药膏、古方秘方和祖传良方等，往往打着"3 天换新颜"的旗号。一般这些产品都会展示几个效果非常"突出"的病例：在各大医院兜兜转转数月甚至数年都没有治愈，使用了某某"古方""秘方"后奇迹般痊愈了；之后配上各种名医世家的经典语录、消费者的好评；再来一张慈爱老奶奶或老爷爷穿着白大褂的照片，身后匾额上大大地写着"医者仁心"。流水线般的套路下来，让不少人颇为心动！

专家提醒

正规的药膏都会有"药准字"批号，不允许药名中出现有可能误导消费者的表述，带有诸如"灵""净""清""抑菌""排毒"等字眼的药膏，很可能是无证、无批号产品，或者用"消证字"来打擦边球，躲避行政部门对药物的严格监管。

随着近年来对激素依赖性皮炎的认识和重视，以及皮肤科医生在就诊过程中对患者的宣传教育，由各种外用药物所致的激素依赖性皮炎已不再呈迅速增长的态势。而各种化妆品由于其隐蔽性强、使用范围广，加之销售渠道众多，相对监查力度不够，使其日益成为引起激素依赖性皮炎的重要原因。这些非法添加激素的各种护肤品常出现在某些美容院、微商代购等特殊途径，在各大商场通常买不到。外用糖皮质激素有抗炎、抑制增生等作用，正规的激素药膏既可以和氢醌霜、维 A 酸一起有效治疗黄褐斑，也能用于白癜风的治疗（主要通过免疫途径而非直接作用于色素），正所谓"黑白通吃"。治疗瘢痕疙瘩的"封闭针"主要成分也是激素。所以激素的确有许多很好的作用，但严禁用于各种护肤品，防止因为不当使用造成严重后果。

　　有些不法商家为了"短平快"而牟取暴利，在护肤品、面膜等生产过程中违规添加糖皮质激素，美白、祛痘、抗敏、嫩肤功效的产品是"重灾区"。糖皮质激素本来就是抗过敏、抗炎的好手，使消费者在美好的假象中越陷越深。消费者用"亲身体验"感觉到这些产品的"好处"，还推销给周围的朋友。许多激素依赖性皮炎患者对这些机构和产品信赖度非常高，到医院后宁可不相信医生，也要坚决捍卫当初的"正确选择"。

　　《化妆品安全技术规范》（2015 年版）中规定了 1000 多种禁用物质，其中明确指出糖皮质激素等属于禁用成分，化妆品中禁止添加激素。但每年的各种化妆品检查中，均能抽查到不合格的含有激素的化妆品。抽查的范围有限，除了有国家备案的产品，还有很大一部分根本就没有备案的"三无"产品，这些产品的质量就更让人堪忧了。所以，日常购买化妆品或者护肤品时，要选择正规渠道购买，选择正规的品牌，注意查看化妆品包装上标注的生产厂商、产地、经销商、生产日期、成分表等。根据化妆品批号也可以在国家药监局网站上检索成分和有无不良记录。如购买的化妆品使用后皮肤效果显著，一旦停用或换产品就会状况百出，需要高度警惕它很可能含有激素，甚至含有不止一种激素成分。

　　除了皮肤感觉外，我们还可以将购买的化妆品等送到专门的机构检测。现在网上也有不少可自行检测激素的试纸、试剂，可购买尝试。如检测使用的产品中含有激素，应马上停止使用。停用激素产品后，皮肤很可能会出现戒断反应，这时不要慌张，炎症明显时建议前往医院就诊，千万不要自行再次使用激素。

激素依赖性皮炎的皮肤管理方案

● 停用可疑产品或药品

　　一旦停掉外用糖皮质激素后，因为皮肤屏障受损而留不住水分，皮肤会感觉非常干燥，面部会出现红斑以及类似"痘痘"的丘疹，甚至整个脸部会肿起来，灼热、紧绷、刺痒或刺痛，有人形象地称其为"难受三联征"。这些情况是停用激素后的常见表现。

　　戒断反应指停止使用药物或减少使用剂量，或使用拮抗剂占据受体后所出现的特殊心理症候群。其机制是由于长期用药后，突然停药引起的适应性反跳，不同药物所致的戒断症状因其药理特性不同而不同，一般表现为与所使用药物作用相反的症状。大家在各种影视作品中经常见到，吸毒者在戒毒过程中会出现焦虑、烦躁、毁坏物品、打骂他人甚至自残等情况。皮肤戒断糖皮质激素的过程中也会出现各种不适，一旦出现这些问题，"长痛不如短痛"，切忌再次使用原来含激素的产品，防止依赖继续加重。有些患者实在不能忍受，在专科医生指导下换成弱效或软性激素，症状好转后再逐步减量，因为可能延长总疗程而有争议，但也是一些情绪接近崩溃患者的权宜之计。

在整个治疗过程中，患者可能会感觉艰辛和难受，但通常是能治愈的，切忌在治疗过程中再次使用会诱发激素依赖性皮炎的产品或药品。如果出现激素依赖性皮炎的表现，一定要高度重视并及时就医，既不要过于紧张，也不要放任不管。单靠"裸脸"或者自己贸然使用不恰当的护肤品，不仅无法改善皮肤状况，还可能进一步造成皮肤受损。通过规范治疗及科学系统的皮肤管理，激素依赖性皮炎完全可以好起来。

● 正规就医，用药治疗

出现激素依赖性皮炎后，患者通常比较焦虑，更容易听信周围人的各种意见。总有许多"好心人"会把有限的个人经验讲得言辞凿凿，不像真正的医生很少有动听的言语。然而，忠言逆耳，前往正规医院就诊，求助于专科医生，才是正确的打开方式。

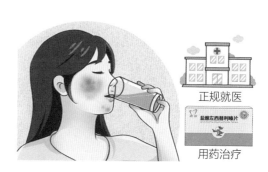

正规就医

用药治疗

◆ 口服药物

1. 抗组胺药物：抗组胺药物主要是指组胺 H_1 受体拮抗剂（包括第一代、第二代、第三代抗组胺药物），起到抗过敏、止痒等作用，如地氯雷他定、左西替利嗪、依巴斯汀等。一般的抗组胺药物为每天口服一次，部分药物如非索非那定、奥洛他定等为每天两次。

2. 免疫调节药物：复方甘草酸苷具有抗炎和免疫调节作用，部分人会出现水肿等情况，同时需要监测血糖、血压变化。羟氯喹对于一些顽固的患者作用较好，尤其是有光敏表现的。雷公藤多苷片通过免疫抑制而有良好的抗炎作用，因有生殖系统毒性，育龄期妇女需慎用，同时使用期间注意检查血常规、肝功能等。

3.降低血管和神经高反应性药物：在治疗过程中，引导患者保持乐观开朗的心态，容易潮红、灼热的患者可选择黛力新等药物，降低血管神经敏感性，缓解患者焦虑状态。

4.抗炎药物：对于痤疮样皮炎，如红色丘疹、脓疱明显的，可选择多西环素或米诺环素，主要通过抗炎和免疫机制起效，而非抗菌。小剂量口服可降低副作用发生。

在用药过程中，需要查看药物的说明书，注意使用方法以及禁忌证和不良反应。

◆ 外用药物

可使用一些非激素的抗炎药膏，如钙调磷酸酶抑制剂，其不含激素，抗炎效果来自抑制 T 细胞内促炎症细胞因子的产生，其止痒作用归因于抑制肥大细胞脱颗粒。但钙调磷酸酶抑制剂不宜长期大量使用，建议不超过 2 周。另外，氟芬那酸丁酯软膏属于非甾体抗炎药，对部分人有效。对于病程长、停药反应剧烈的，充分评估沟通后可选择糖皮质激素递减疗法。

◆ 中药

根据自觉症状、皮损特点、舌苔、脉象等辨证施治，以祛风、清热、解毒、凉血、养血、润燥为原则，采用内治或内外兼治等方法。

痤疮样皮损可选择枇杷清肺饮，血虚风燥证可用四物消风饮或当归饮子，失眠可加用酸枣仁、五味子等。

外敷如复方黄柏洗剂，主要成分为黄柏、地肤子、千里光、岗松油、大叶桉油、满山香油、蛇床子等。具有清热燥湿、祛风止痒功效。或者马齿苋、黄柏、苦参、金银花等煎汤外敷，使用前需局部涂抹，看看有无皮肤过敏反应。中药外敷时，一定不要用热水或者温水敷，这样会加重面部的红肿反应；外敷时间也不宜过久，一般 10 ~ 15 分钟，每天 1 ~ 2 次。

● 皮肤护理

得了激素依赖性皮炎后，整个面部皮肤会比较脆弱、敏感、干燥，这时需要选用合适的护肤品帮助皮肤屏障的修复。

专家课堂

　　1983 年，美国加利福尼亚大学 Peter M.Elias 教授详细描述了表皮渗透屏障的结构和功能，他提出位于皮肤最外层的角质层具有重要的表皮渗透屏障作用，并形象地将其描述为"砖墙结构"，即角质层中的角质细胞构成"砖墙结构"中的砖块，细胞间脂质则构成"砖墙结构"中的灰浆。这种由角质细胞夹杂在细胞间脂质所构成的复层板层膜结构，维持着我们正常的表皮物理屏障功能，对外可以抵御抗原物质、微生物、日光等的侵袭，对内可防止体内营养物质、水分的丢失。表皮渗透屏障受损，经表皮水分丢失增加，皮肤则出现干燥、脱屑。同时，对外界抗原及微生物的抵御能力下降，可导致多种皮肤病的发生。表皮渗透屏障与免疫屏障、化学屏障及微生物屏障共同构成一个整体防御系统。表皮微生态、pH 值可影响表皮渗透屏障，反之亦然。

◆ **清洁**

　　皮肤清洁剂主要由水、表面活性剂、保湿剂、泡沫增强剂等组成。表面活性剂是大多数合成型清洁剂配方的主要成分，主要负责清洗作用。表面活性剂在清洁皮肤的同时可能导致皮肤干燥和瘙痒。激素依赖性皮炎患者的角质层较薄，导致化学物质经皮穿透率较高，进而发生感觉神经的输入增强，免疫反应增强和（或）皮肤屏障功能破坏。

　　激素依赖性皮炎症状严重时建议仅用清水洗浴，不要使用任何的清洁类产品。症状可控的话，建议使用非常温和的清洁剂，如一些弱酸性的氨基酸洗面奶，当然具体成分的品质、配方中其他添加剂等都会影响实际感受。对于混合型皮肤也可以分区护理，比如较油且耐受性好的 T 区可以用一些合适的洁面产品，但千万不要过度清洁。

激素脸皮肤护理小贴士

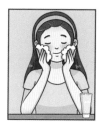
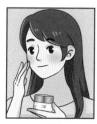
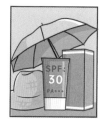

清洁　选择温和清洗剂，不要过度清洁

保湿　选择成分简单明确，不含致敏成分

防晒　可使用遮阳伞等遮挡，皮肤耐受可结合防晒乳

◆ 保湿

人体皮肤中的天然保湿系统主要由水、脂类、天然保湿因子组成。脂类呈层状填充于角质层细胞之间，防止水分丢失。当各种原因所致脂类缺乏时，其屏障作用减弱，经表皮水分丢失就会增多，出现皮肤干燥、脱屑。天然保湿因子是角质层内能与水结合的一些低分子量物质的总称，包括氨基酸、吡咯烷酮羧酸、乳酸盐、尿素、葡糖胺、柠檬酸盐、钠、钾、钙、镁、磷酸盐、有机酸、肽类及其他未知物质。

好的保湿剂和正常皮肤成分、配比接近，模拟人体皮肤中的天然保湿系统，作用在于延缓水分丢失，增加真皮 - 表皮水分渗透，为皮肤暂时提供保护、减少损伤、促进修复过程，是基础皮肤护理的重要组成部分。

保湿剂所含成分常见的有透明质酸、甘油、神经酰胺、泛醇（维生素 B_5）等。含有类人胶原蛋白和复配透明质酸的医用冷敷敷料（抗炎、舒缓、降温），能明显减轻敏感皮肤的刺痛感和灼烧感，通过收缩血管来缓解潮红。

宣称不含"刺激物"的保湿剂在某些敏感个体也可以引起不适，如烧灼、刺痛，即所谓的"化妆品不耐受状态"。有研究发现，芳香剂和防腐剂是保湿剂中最主要的致敏剂，已有 100 多种芳香剂被证明是致敏剂，但不是所有的芳香剂都致敏。多数中药有致敏性，部分还可以导致光敏，如芦荟、甘菊、橄榄油、茶树油、土木香可以诱发接触性过敏性皮炎。此外，乳酸、吡咯烷酮梭酸和防腐剂如苯甲酸和山梨酸也可以引起主观不适感。

激素依赖性皮炎选择保湿剂时，尽量选择一些成分简单明确（不含色素、香料、致敏性防腐剂等不必要成分），以生理性脂质（合适比例的神经酰胺、胆固醇、脂肪酸）为主，配方合理的品牌。适当添加甘草酸二钾、红没药醇、马齿苋提取物、洋甘菊等抗炎退红成分。刚开始使用时可先在局部涂抹，观察皮肤变化，因为就算再无刺激的产品可能也会因个体差异而出现不适。

◆ 防晒

与皮肤损伤有关的主要是中波紫外线（UVB）和长波紫外线（UVA）。皮肤被照射后可产生自由基，这些自由基经氧化或交联作用损伤 DNA，可造成皮肤干燥、脱屑、脆性增加以及修复功能减退。激素依赖性皮炎患者的皮肤更容易受到紫外线的刺激。

硬防晒：能不晒尽量不晒，出门避开紫外线强度高的时间段，并采取物理遮挡。可选用遮阳伞、遮阳帽、墨镜、防晒衣、口罩等硬防晒。现在市面上很多产品具有防晒工艺，可选择使用，但需注意反复清洗后有可能降低防晒效能。

软防晒：如果皮肤可以耐受的话，结合外涂防晒乳、霜等更好，因为紫外线可以通过地面、水面和其他物品表面反射或折射，伞、帽子等很难做到完全无死角。防晒剂分无机（物理性）与有机（化学性）两种。物理性防晒剂又称反射性防晒剂，成分包括氧化锌、二氧化钛，在皮肤表面形成屏障反射 UVA 和 UVB；化学性防晒剂又称吸收性防晒剂，可吸收某段光谱的紫外线而起防晒功效，成分如对氨基苯甲酸酯、水杨酸酯及二苯酮等。物理性防晒产品一般涂抹后皮肤有"假白"的现象，但敷在皮肤表面，一般吸收率比较低；化学性防晒产品一般涂抹后皮肤负重感不严重，比较舒适，但需注意过敏反应。

●联合设备治疗

1.冷喷：使用一定频率和一定温度以雾状喷洒在患者脸上，可以起到镇静、舒缓、补水作用。一般时间、次数不宜多过，一天 1~2 次，每次 10~15 分钟。

2.红光：基本原理是通过特殊的滤光片得到 600~700 nm 为主的红色可见光波段。具有加强细胞新生、促进伤口和溃疡的愈合以及提高机体免疫功能的作用。常规每次照射 20 分钟左右，照射过程中一般不会出现疼痛，照射后也不会出现明显副作用。

3.黄光：属于 LED 光的一种，具有降低末梢神经兴奋性、减轻局部皮肤敏感、改善红斑和毛细血管扩张、增强皮肤免疫功能的作用。

4.舒敏类射频：可以促进细胞新陈代谢，快速恢复皮肤生机，改善缺氧，缓解炎症，改善皮肤微循环，加速炎症物质的代谢，快速补充皮肤水分和脂质，重建皮肤"砖墙结构"，修复皮肤屏障功能。一周 1~2 次，每次 20 分钟左右。

5.强脉冲光：在稳定期选择合适的参数，可改善毛细血管扩张、色素不均、毛孔粗大等症状，并促使真皮胶原增生，增加皮肤耐受性。

激素依赖性皮炎的分期皮肤管理方案参见"敏感性皮肤的皮肤管理方案"。

第8章　孕产妇的皮肤管理

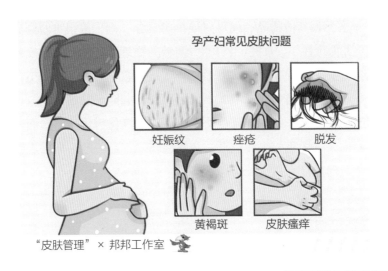

孕产妇常见皮肤问题

妊娠纹　　痤疮　　脱发

黄褐斑　　皮肤瘙痒

"皮肤管理" × 邦邦工作室

　　准妈妈们在迎接新生命到来的同时，由于体内激素水平发生巨大变化，各种皮肤问题可能也会随之而来，比如妊娠纹、痤疮、黄褐斑、皮肤瘙痒，产后还可能面临脱发、私处色素沉着、阴道松弛等各种情况。许多护肤品宣称"孕妇专用"，有些医美机构大肆宣传"产后皮肤管理"，让准妈妈和新手妈妈们眼花缭乱。考虑到宝宝的健康，妊娠期和哺乳期的皮肤问题可以选择哪些治疗药物？了解孕产妇各种常见皮肤问题的综合管理方案，有助于让准妈妈和新手妈妈们学会科学护肤，识别营销噱头，让妈妈们和宝宝们都安全、健康地度过妊娠期和哺乳期。

孕妇妊娠纹的皮肤管理

● 什么是妊娠纹

　　妊娠期的孕妈们常常会无意中发现自己的皮肤上出现一道道的纹理，这些纹理也称为"萎缩纹""膨胀纹""拉伸痕""线状萎缩"或"白线"，表现为皮肤条纹状萎缩，是妊娠过程中常见的一种病理性皮肤改变，大约75%的女性在孕期会出现这种情况，主要好发于腰腹部、臀部、大腿、乳房等部位。

　　多数女性在出现妊娠纹时没有明显症状，少数人可能会伴有瘙痒、烧灼感。但是妊娠纹一旦形成，在不进行有效治疗的情况下，通常不会消失。尽管不影响健康，但是却影响美观，甚至会给产后女性造成一些心理负担。

● 为什么会产生妊娠纹

人的皮肤主要是由胶原蛋白和弹性蛋白组成的网状结构，过度拉伸导致网状结构断裂，简单来说，就是皮肤被过度拉伸，导致皮肤纤维断裂出现了波浪形花纹，即妊娠纹。想象一下弹力带被过度拉伸后变薄、变细，很难再回到以前的弹性，纹路也会发生变化。

同时，妊娠期激素水平的增加也会抑制成纤维细胞的活性和增殖，导致弹力纤维和胶原蛋白减少、组织修复能力下降。除此之外，也与个体的遗传易感性以及胎儿大小有关。

皮肤的胶原纤维和弹力纤维断裂后，在早期由于血管扩张，表现为红色条纹；后期由于真 - 表皮的胶原萎缩，又变为白色条纹。

● 妊娠纹的预防

预防妊娠纹的方法主要以减少张力和增加皮肤弹性为主。

孕期需要均衡饮食，控制体重及腹围过快增长。日常饮食上，注意少糖，多吃富含维生素 C 及维生素 A 的食物（动物肝脏、鱼肝油、牛奶、奶油、禽蛋及橙红色的蔬菜和水果）。

一些可促进胶原蛋白合成的产品有一定预防作用，比如有胶原蛋白修复作用的医用修复凝胶。做好皮肤保湿，可早期外用保湿修复类的医学护肤品，如胶原蛋白、透明质酸等保湿产品。勿过度清洁皮肤，以免导致皮肤干燥，降低皮肤弹性。一些专用的预防和修复妊娠纹的产品，比如橄榄油、棕榈油、可可脂等，其核心作用还是皮肤保湿，跟一般的润肤霜区别不大。

对孕妈妈们还有个建议，就是学会正确使用腹带，避免由于腹部下垂造成皮肤弹性纤维过度拉伸而断裂。一般可以在怀孕 5 个月开始使用，不要包裹得太紧，晚上睡觉时应脱掉。如果是顺产，产后不要长期使用腹带，可以多做一些运动。如果是剖宫产，一般根据医生建议，可以在手术后 7 天内用腹带包裹腹部，促进伤口愈合，但腹部拆线后就不宜长期使用。

● 妊娠纹的治疗

妊娠纹不影响健康，一般不需要治疗。如果影响美观，患者有治疗意愿，可针对不同情况，选择相应的治疗手段，达到一定的改善作用。治疗主要是通过增加皮肤胶原纤维，进而达到修复皮肤、恢复弹性的目的。对于早期红纹，可以通过控制血管增生、减轻炎症，从而改善和恢复肤色；而后期白纹，则需要增加色素来达到恢复肤色的目的。修复手段分为药物治疗和物理治疗。

◆ 外用药物

主要包括维 A 酸类药物、硅酮凝胶、胶原蛋白以及化学剥脱法等。

◆ 物理治疗

包括各种类型的激光、射频、微针、微晶磨削、紫外光及准分子光等，也可以采用多种方式进行联合治疗，以更好地刺激胶原蛋白的生成。

妊娠纹的治疗

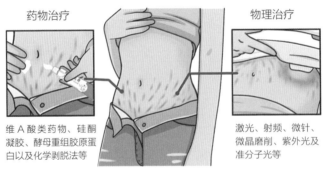

药物治疗

维 A 酸类药物、硅酮凝胶、酵母重组胶原蛋白以及化学剥脱法等

物理治疗

激光、射频、微针、微晶磨削、紫外光及准分子光等

早期，当妊娠纹还是紫红色和红色的时候，585 nm 或 595 nm 脉冲染料激光治疗效果最好。该激光主要作用于血管，可以有效地改善红色妊娠纹的外观，且不良反应小。一般需要治疗多次，每次间隔 1 ~ 2 个月。

后期，当妊娠纹变成白色以后，可以使用点阵激光来治疗。它是通过局灶性光热作用诱发真皮层内的创伤愈合反应，使真皮层胶原纤维和弹力纤维增生并重新排列，胶原蛋白有序沉积，增加真皮层厚度和密度，提高皮肤的弹性，改善妊娠纹的外观。但治疗过程中疼痛比较明显，并可能出现短暂的红斑、水肿及炎性色素沉着等副作用。对此副作用比较担心的患者可以选择不良反应相对较小的非剥脱点阵激光。

还有医生报道了以下一些治疗方式可改善妊娠纹的外观，但是因为案例数量较少，治疗效果可能因人而异。

射频治疗：射频治疗仪能够发射电磁波，改变胶原蛋白结构，促使其新生，增加真皮厚度，改善妊娠纹外观，缩小妊娠纹。

超声波治疗：超声波属于机械波，产生能量穿透表皮层，达到靶组织，病损部位吸收能量后温度升高，对真皮层内弹力纤维和胶原纤维进行修复，重建组织及改善微环境，对妊娠纹有显著效果，且不良反应少。

微晶磨皮：微晶磨皮的原理是用机械力量磨去表层细胞，使得上皮组织再生。对妊娠纹有一定疗效，但该治疗更适合治疗早期妊娠纹。

微针治疗：微针疗法是指用针刺方法铲除病损部位真皮层受损的胶原蛋白，并促进胶原蛋白新生，可以改善妊娠纹处的肤质、紧实度、色泽，副作用包括短暂疼痛、红斑、渗血等，是一种相对安全有效的方法。

射频治疗联合 PRP 注射：PRP 是指富血小板血浆（platelet rich plasma），皮内注射 PRP 联合射频使用可有效治疗妊娠纹。也有采用 PRP 注射联合微晶磨皮，两种方法联合使用可达到更好的疗效，同时也起效更快。

孕期痤疮的皮肤管理

女性在妊娠期时，由于体内激素水平较孕前发生巨大变化，皮脂腺分泌旺盛，加之情绪不佳、睡眠不足或压力过大等不良诱因，可导致痤疮的出现或使原有痤疮加重，即俗称的"长痘"。另外，由于妊娠期细胞代谢加速、水分流失加快，皮肤较孕前更易干燥缺水，导致孕期皮肤外油内干、水油失衡。

临床上许多治疗痤疮的药物对胎儿有不良影响，而各种治疗项目，如果酸换肤、LED 红蓝光、微针、射频、激光等尚未被大规模临床试验证实妊娠期安全性，故均不推荐在孕期使用。产后，体内激素逐渐恢复至孕前水平，痤疮一般也会逐渐好转甚至消失，因此孕期痤疮的皮肤管理目标是缓解而不是治愈，应遵循精简、温和、安全的原则。

● 孕期痤疮的护肤流程

以基础护肤为主，即做好清洁、保湿、防晒三个步骤，不使用美白、抗皱、祛痘等功效性产品。

◆ 清洁

孕期皮肤出油较孕前明显增多时，可适当增加清洁力度。具体来说，可增加每日面部清洁的次数，例如孕前每日早晚两次使用洗面奶清洁面部，孕期可在中午多加一次洗面奶清洁。必须强调的是，做好清洁是管理好孕期痘肌的基础，但应掌握正确的清洁方式。建议选择温和的氨基酸表面活性剂类洁面产品，用温水（32～35 ℃）洗脸，对出油严重的部位重点清洁，可用指腹旋转按摩；不宜频繁使用去角质产品，避免过度清洁导致皮肤屏障受损。

◆ 保湿

清洁后要及时补水保湿，改善皮肤缺水状态，这也是调节皮肤水油失衡的关键。可先使用精华水或化妆水增加角质层含水量，再使用保湿乳（霜）延缓水分丢失。根据自身皮肤状况、气温、湿度、环境变化合理调整水乳使用的量和频率，比如夏季外界环境温度高、湿度大，表皮水分不易蒸发，水乳（霜）可薄涂；而空调房中较干燥，可增加使用补水喷雾。总的来说，以使用水乳（霜）后皮肤舒适，既无紧绷感，又无油腻厚重感为较理想状态。

◆ 防晒

轻中度孕期痤疮首选物理性防晒产品。重度痤疮则首选硬防晒（戴帽子、戴口罩、打伞等），因为涂抹式防晒产品无疑是给皮肤多穿了一件"衣服"，不利于油脂排泄，可能导致"闷痘"或使局部炎症加重。

● 孕期如何选择合适的护肤品

目前市售的"孕妇专用"护肤品种类繁多、琳琅满目，很多准妈妈会感到困惑：孕期需要使用"孕妇专用"护肤品吗？实际上，在化妆品相关法规中，只有特殊用途化妆品和非特殊用途化妆品两大类，并无"孕妇专用"这一分类。"孕妇专用"只是一个市场营销理念。此外，很多护肤品宣称其成分"纯天然""纯植物提取""尤其适用于孕妇"等，而事实上，这些成分并不一定更安全，使用后有导致过敏等相关皮肤疾病的风险。建议准妈妈们尽量选择成分简单的护肤品，同时规避妊娠风险成分，并通过正规渠道购买正规品牌的护肤品。

◆ 避免妊娠风险成分

1. 维生素 A 衍生物：包括视黄醇、视黄醛、视黄酸等。视黄酸即皮肤科常规治疗痤疮的一线用药维 A 酸的别称。维 A 酸有明确的致畸作用，孕妇禁用，因为其作用强效，只能作为治疗药物使用，不能添加在护肤品中。然而，视黄醇、视黄醛等其他维生素 A 衍生物由于局部刺激作用小，被批准可添加于护肤品中，发挥抗衰、祛痘的功能。这些衍生物被皮肤代谢后可部分转化为维 A 酸，发挥其生物学效应。因此，视黄醇、视黄醛等维生素 A 衍生物成分在孕期也应该尽量避免。

2. 水杨酸类：有研究表明，口服高剂量的水杨酸可能导致出生缺陷和妊娠并发症。有学者认为外用浓度低于 2% 的水杨酸不会带来妊娠风险，但目前尚缺乏大规模临床试验证据。因此，笔者建议孕期暂时避免使用含有水杨酸成分的护肤品或接受果酸换肤等治疗项目。

3. 其他风险成分：某些美白产品中含有类固醇激素、重金属，会危害胎儿健康；染发剂、指甲油中含有致畸成分，孕期应尽量避免。有研究表明，妊娠期母体内含有的一些高浓度化学物质可导致儿童性早熟，这些物质包括但不限于：某些低分子量邻苯二甲酸盐（如邻苯二甲酸二乙酯，常见于香水、除臭剂、肥皂、洗发水等有香味的个人护理产品）、对羟基苯甲酸酯类（化妆品中常用的防腐剂）、苯酚类（如三氯生，可作为抗菌剂被添加于洗手液、牙膏中）。因此，妊娠期应尽量减少化妆品和个人护理产品的使用，避免长期接触上述风险成分。此外，由于妊娠期皮肤较非孕期敏感、脆弱，应尽量避免刺激性成分。不含香精、防腐剂、抗菌剂、色素、酒精等成分的护肤品对于准妈妈来说是较为安全的，可优先选择。

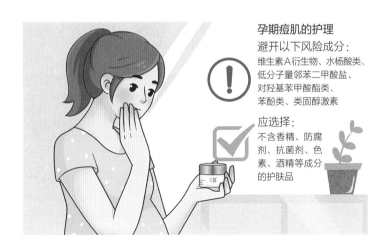

孕期痘肌的护理
避开以下风险成分：
维生素A衍生物、水杨酸类、低分子量邻苯二甲酸盐、对羟基苯甲酸酯类、苯酚类、类固醇激素

应选择：
不含香精、防腐剂、抗菌剂、色素、酒精等成分的护肤品

孕期安全护肤成分和产品举例

产品类别	安全功效成分举例	产品举例
清洁类	各种氨基酸表面活性剂、烷基甜菜碱	繁皙清肤控油洁肤啫喱、喜美恩控油保湿洁面泡沫、至本特安修护洁面泡
保湿类	水、甘油、多元醇、透明质酸、胶原、泛醇、烟酰胺、神经酰胺、氨基酸、甜菜碱、尿囊素、积雪草、马齿苋、角鲨烷、β-葡聚糖、红没药醇	水（喷雾）：茵菲可丽生胶原多效修护喷雾、雅漾舒泉调理喷雾、繁皙舒缓安肌修护水喷雾、米蓓尔多元玻尿酸精华水
		乳（霜）：繁皙舒缓安肌修护乳、薇诺娜舒敏保湿特护霜、优色林舒安修护霜、珀芙研舒缓保湿修护霜
防晒类	二氧化钛、氧化锌、高岭土	优佳面部矿物高保湿防晒乳、TIZO$_2$矿物融合防晒霜 2 号、珂润浸润保湿温和防晒霜、FANCL 倍护防晒隔离霜

● 孕期痤疮的综合养治方案

面部痤疮较严重的情况下，建议到正规医院求助于专业皮肤科医生。治疗用药可参考美国 FDA 颁布的妊娠期药物风险分级，并且应根据痤疮严重程度采用分级阶梯疗法。结合日常护理和药物治疗，采用综合养治方案。

妊娠期药物风险分级

风险等级	描述
A	人类对照研究显示无风险，此类药物对胎儿无影响
B	没有相关风险证据。动物实验证实对胎畜有害，但在人类未证实对胎儿有害；或动物实验证实对胎畜无害，但在人类无充分实验证据
C	风险不能排除。动物实验证实对胎畜有害，孕期是否使用需权衡对孕妇的获益和对胎儿的危害
D	有调查证据证实对胎儿有害，孕期是否使用需权衡对孕妇的获益和对胎儿的危害
X	妊娠期禁用。人类和动物研究或调查均显示对胎儿的危害大于对孕妇的获益

孕期痤疮的综合养治方案

痤疮分级 / 临床表现	轻度（Ⅰ级）粉刺	中度（Ⅱ、Ⅲ级）粉刺、丘疹、脓疱	重度（Ⅳ级）结节、囊肿
日常护理	氨基酸表面活性剂类洁面 + 化妆水（喷雾）+ 保湿乳（霜）+ 物理性防晒产品		氨基酸表面活性剂类洁面 + 化妆水（喷雾）+ 保湿乳（霜）+ 硬防晒
治疗原则	外用药物治疗	Ⅰ级痤疮治疗方案 + 短期系统应用大环内酯类抗生素（必要时）	Ⅱ、Ⅲ级痤疮治疗方案 + 短期系统应用糖皮质激素（必要时）
可选药物	壬二酸（B级）；克林霉素（B级）；过氧苯甲酰（C级）可小面积谨慎使用	红霉素（B级）；阿奇霉素（B级）；慎用克拉霉素（C级）。系统使用大环内酯类抗生素应避开妊娠前3个月	泼尼松（C级）

产后脱发的头皮管理

　　女性在分娩之后，头发逐渐变黄并出现不同程度脱落的现象，称为产后脱发，又称分娩性脱发。产后脱发属于典型的急性休止期脱发，多见于产后 2~6 个月，通常在产后 3 个月达到高峰。头发常从前额发际线开始脱落，随后头顶部头发也逐渐脱落，使发际线后移，头顶头发稀疏。几乎所有产妇都会发生产后脱发，但大多数脱发症状不明显。产后脱发的严重程度跟胎次有关，胎次越多，脱发越严重。随着三胎政策的推行，如何防治产后脱发成为许多准妈妈迫切想要了解的问题。

● 产后脱发的原因

◆ 激素水平改变

　　毛发的生长周期分为生长期、退行期和休止期，各部位毛发并非同时生长或脱落。正常情况下，全部毛发中约有 13% 处于退行期和休止期，正常人每天可脱落 70~100 根头发，同时也有等量的新毛发长出，使毛发量相对稳定。正常人的头发通过这种"此消彼长"式的分批更换，使头发每 5 年完全更新一次。体内雌激素水平影响头发更新的速度，雌激素水平高时，可通过扩张头皮血管，改善毛囊营养，使头发寿命延长而延缓脱落，即头发的更新速度减慢；反之，雌激素水平降低，头发更新速度加快。妊娠期间，孕妇体内雌激素水平增加，大量头发延缓脱落，即所谓"超期服役"。产后体内雌激素水平逐渐恢复正常，大量"超期服役"的头发开始脱落，造成产后脱发。

◆ 精神情绪异常

产后不良精神刺激、休息睡眠不足等会导致产妇精神压力过大、情绪不稳定。精神情绪的异常可以导致大脑皮层功能失调，继而引发自主神经系统功能紊乱，最终影响头皮血供，导致产后脱发。

◆ 饮食营养失衡

饮食营养失衡所致产后脱发主要见于两种极端情况。其一，部分产妇希望产后尽快恢复苗条身材，刻意控制饮食，盲目减重，头发因营养不良而脱落。其二，部分产妇为了哺乳，"什么产奶吃什么"：一方面，大补特补造成体内营养过剩，引发高血糖、高血脂等代谢问题；另一方面，挑食、偏食易造成消化不良，影响蛋白质、维生素、无机盐和微量元素的吸收。体内各种营养物质比例失调和代谢紊乱也是头发脱落的常见原因。

◆ 头皮护理不当

有些产妇受传统观念影响，坐月子期间不敢洗头、梳头，使头皮堆积大量油脂、汗液、灰尘，继而引发脂溢性皮炎、毛囊炎或头皮感染，导致脱发。

◆ 其他特殊情况

如果产妇经历过产后出血，出现产后脱发，同时伴有乏力、无乳、闭经、第二性征减退、生殖器官萎缩、畏寒、嗜睡、食欲减退、低血压等症状，需警惕席汉综合征的可能。此时应及时去医院就诊以明确诊断并尽早接受激素替代治疗。若脱发同时伴有头皮瘙痒、头皮皮疹、鳞屑等症状，也应及时到医院就诊，治疗相关皮肤疾病。

● 产后脱发的一般护理

◆ 保持心情舒畅

产后健康的心理状态有利于防治产后脱发，这需要产妇及家人的共同努力。产妇在遇到不良精神刺激时需要进行自我心理调节，多与家人交流沟通，及时发泄消极情绪，必要时可求助于专业的心理医生以进行科学的心理疏导。家人应多给予产妇关注、关爱、理解和包容，让产妇获得幸福感。发生产后脱发时，无须过度紧张和焦虑。因为绝大多数产后脱发脱掉的是大量原本早就应该脱落的头发，即那些"超期服役"的头发，而且大部分会在产后 6 ~ 9 个月内逐渐改善，一般不超过产后 15 个月。

◆ 规律生活作息

良好的休息和充足的睡眠有利于产妇的身心健康，对防治产后脱发至关重要。喂夜奶会影响夜间睡眠，在白天应该补充相应的睡眠时间。产妇应该根据宝宝的作息合理安排自己的作息，抓紧时间休息，避免长时间使用手机等电子产品，以及吸烟、饮酒等不良生活习惯。

产后脱发的一般护理

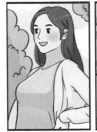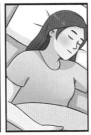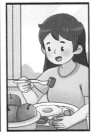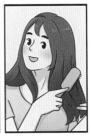

保持心情舒畅　　规律生活作息　　合理饮食营养　　科学洗发梳发
　　　　　　　　　　　　　　　　　　　　　　　　　改善头皮血供

◆ 合理饮食营养

合理膳食结构、保持营养均衡是防治产后脱发的关键。头发的生长需要蛋白质、维生素、微量元素等各种营养元素的不断补充，这些营养元素的缺乏或者比例失调都不利于头发的生长。因此，不宜过度追求产后快速恢复身材，节食减重而导致营养不良；也不宜过度进补、挑食或偏食，导致摄入过多热量而引发代谢性疾病，或各种营养物质比例失衡。体内的酸性物质不利于头发生长，多食新鲜蔬菜、水果、紫菜、海带等碱性食物有利于相互中和。蛋白质属于酸性食物，因此过量补充蛋白质并不利于生发。此外，水占头发重量的 15%，补充水分有利于头发的滋润和光泽。多数产妇需要哺乳，体内水分频繁丢失，因此更要注意经常饮水，特别在秋冬干燥季节。产后脱发较严重的情况下，可遵医嘱额外补充维生素 B_1、维生素 B_6、维生素 A、铁剂、锌剂、钙剂等。

◆ 科学洗发梳发

科学洗梳头发可以避免头皮和头发遭受化学性或物理性伤害。应强调选择合适的洗发产品，洗发结束前冲洗干净，避免化学物质残留刺激头皮、加重脱发。洗发时应顺着头发自然下垂的方向清洗，不宜过分用力搔抓头皮或揉搓头发。头发自然晾干最好，若用毛巾擦干应尽量轻柔，用电吹风吹干时温度不宜过高，风力不宜过大。应待头发基本干燥后再梳理，因为角蛋白吸水后结构松散，使湿发比干发更脆弱易断。正确的梳发方式是顺着头发自然下垂的方向分段梳理，先梳理远端发梢，逐渐向上，最后梳理近发根附近头发。每梳完一束头发可用手以适度拉力将头发拉拉直，以刺激毛囊，加速其新陈代谢。尽量不烫发、不染发。

◆ 改善头皮血供

促进头皮血液循环可以改善毛囊营养，减少脱发。产妇可以适当运动，以加速整体细胞代谢水平和机体血液循环。常到户外晒太阳（不暴晒）、用木梳梳理头发、用手指按摩头皮及纳米微针等，都可以改善头皮局部血供。经常梳头不仅能促进头皮血液循环，还能保持头皮清洁，有助于生发。头皮的正确梳理方法应是用木梳逆着发流的方向梳理，即梳理前额发际线至顶部的头皮，从发际线往后梳；梳理顶部至枕部的头皮及两侧颞部的头皮，可先低头将头发拨至前方自然下垂，再由后往前梳。梳理头皮的力度应以梳理5分钟左右头皮轻微发热为宜，力度太轻无法达到促进血液循环的目的，力度太重可能刮伤头皮。同时可配合双手指腹按摩，更有利于头皮血液循环。

● 产后脱发的治疗

产后12~15个月，经过上述一般护理仍不能改善的脱发状态，应求助专业的皮肤科医生以进行系统评估和科学干预，早期排除其他系统疾病所致的脱发。切不可盲目偏信和使用所谓的江湖良方或"三无"产品，以免延误病情或导致更加严重的后果。临床上通常采用药物治疗、非手术治疗、毛发移植手术的联合手段来治疗脱发。

◆ 药物治疗

1. 局部外用药物：米诺地尔是目前美国FDA唯一批准的可用于治疗女性型脱发的外用药物，常用有2%和5%两种浓度。与2%米诺地尔相比，5%米诺地尔疗效更确切，长远来看更经济，同时不会带来更多的副作用。因此，推荐女性患者局部外用 5% 米诺地尔，仅在重复使用仍出现刺激性接触性皮炎时，可尝试使用 2% 米诺地尔，仍不耐受则应停止使用。以 5% 米诺地尔为例，具体使用方法是每晚使用一次，不论脱发区域大小，每次均使用 1 ml（约 7 喷）涂于脱发处，配合手指按摩头皮 3 ~ 5 分钟，并且应在头皮和头发完全干燥时使用，使用后应清洗双手。米诺地尔需长期连续使用，一般 3 ~ 6 个月开始起效，12 个月达疗效峰值。需要注意的是，米诺地尔不可用于哺乳期，因为有 0.3% ~ 4.5% 的米诺地尔会被吸收入血，再通过血液循环进入乳汁，对婴儿是否安全目前尚不明确。

2．口服药物：可尝试服用养血生发胶囊、归脾丸、七宝美髯颗粒等中成药以改善产后脱发状态。何首乌、骨碎补、覆盆子、地黄等中药材对防脱、生发疗效较好，可在专业中医指导下合理配伍，内服治疗。上述药物均不建议在哺乳期服用。值得一提的是，中医还有外敷、针灸等多种治疗方式。通过辨证施治，制订个体化治疗方案是中医治疗产后脱发的特色。

◆ 非手术治疗

1．低能量激光疗法（low-level laser therapy，LLLT）：低能量激光是一种低功率密度或低能量辐射的激光，可促使毛乳头细胞及毛发角质形成细胞增殖，调节毛发生长周期，被证实是一种有效、安全、无副作用的脱发治疗方式。治疗脱发的常用波长范围为 650 ~ 750 nm，功率 5 mW。2011 年，美国 Lexington 公司生产的低能量激光仪器 HairMax 激光梳被 FDA 批准用于治疗女性型脱发。其后，有越来越多的家用激光生发头盔上市，包括 iGrow、Theradome、iHelmet 等，具体使用方法因不同仪器而异，多数 1 周使用 3 ~ 4 次，每次使用 15 ~ 30 分钟，连续使用 4 ~ 6 个月后疗效较为显著。

2．头皮美塑疗法：又称为中胚层疗法，是一种将相关营养成分直接注入头皮组织以改善脱发的新型治疗方式。该疗法解决了药物透皮吸收率低、难以到达作用深度的问题。头皮美塑疗法常用的注射成分包括富血小板血浆（platelet-rich plasma，PRP）、米诺地尔、肉毒毒素、生长因子、多种氨基酸、维生素、矿物质、天然植物提取物等。其中，PRP 在近 5 年被越来越多地应用于脱发治疗，许多临床研究也已证实了其短期有效性和安全性。但目前尚缺乏 PRP 的标准化应用方案，并且其远期疗效和安全性还有待进一步观察和评估。其他注射成分的应用目前多处于探索阶段。

◆ 毛发移植手术

毛发移植是治疗脱发的最终手段，包括毛囊单位头皮条切取技术（follicular unit transplantation，FUT）和毛囊单位提取技术（follicular unit extraction，FUE）等。毛发移植虽然效果直接，但其既不能增加毛发数量，又不能逆转脱发过程，种植的头发仍可脱落，且手术时间长，费用较昂贵。目前认为毛发移植手术后也应该结合药物治疗及非手术治疗项目，以提高毛囊存活率，更好地维持移植效果。

总之，产后脱发的头皮管理应遵循先养后治、养治结合、联合治疗的原则。

产后脱发的综合养治方案

形式	方案	举例
日常护理	合适的洗发产品	域发氨基酸滋养护发洗发露
家用项目	LLLT	低能量激光梳、低能量激光生发头盔
药物治疗	口服 + 外用	口服养血生发胶囊 + 外用 5% 米诺地尔酊
非手术项目	头皮美塑疗法	PRP、肉毒毒素
手术治疗	毛发移植	FUE、FUT，微针植发等

孕产妇黄褐斑的皮肤管理

孕产妇黄褐斑又称妊娠斑。黄褐斑是一种常见的获得性色素沉着性疾病，多对称分布于颧、颊、额、鼻、口周、眼眶周围，表现为浅至深棕色的斑点和斑片，面积大小不等，小的如钱币大小或蝴蝶状，大的满布颜面如地图，表面光滑，压之不退色，无鳞屑，无痒痛感。

● 孕产妇为什么会出现黄褐斑

孕产妇出现黄褐斑的原因主要包括性激素水平变化、紫外线照射和遗传因素等。

1. 妊娠期血液中雌激素、孕激素或促黑素细胞激素水平增高，使黑素细胞活性增加，进而导致色素生成增加。

2. 日光中的紫外线能激活酪氨酸酶活性，使黑素细胞增殖，黑色素生成增加；长期紫外线照射可以抑制皮肤脂肪酸的代谢，破坏皮肤屏障，是黄褐斑加重的重要因素。

3. 黄褐斑患者皮损区的黑色素合成相关基因表达升高，脂质代谢相关基因显著下调，而角质层脂质含量对维持皮肤屏障稳态具有关键作用。此外，黄褐斑皮损区屏障功能更易被破坏，且恢复速度更慢。

4. 化妆品也可能引发黄褐斑的发生，尤其是劣质化妆品中某些成分如氧化亚油酸、枸橼酸、水杨酸盐、金属、防腐剂和香料等。近一半的黄褐斑患者有不良护肤史，包括使用刺激性强、对皮肤屏障有损坏作用的护肤品或产品（如洁面仪）、过度清洁（每天洗脸次数超过 2 次或使用香皂洗脸），洗脸时经常摩擦面部皮肤（甚至用搓澡巾、刷子等），以及医美光电术后护理不当等，都会破坏面部皮肤屏障。这种皮肤屏障受损会导致炎症，进而产生色素沉着，形成黄褐斑。而表皮屏障的破坏使皮肤更容易受到紫外线的损伤。

● 孕产妇黄褐斑的皮肤管理

1. 防晒：严格防晒，防止紫外线破坏皮肤屏障，常备遮阳帽及遮阳伞，并可使用相应防晒系数的防晒霜，优先选择物理防晒霜。

2. 清洁：保持皮肤的清洁卫生。洗面奶尽量用无泡沫，不含果酸、皂质，温和的氨基酸洗面奶。

3. 避免过度护肤及不当护肤：日常生活中勿使用刺激性强的化妆品或护肤品，使用保湿修护类医学护肤品，避免过度去角质与蒸桑拿。

4. 饮食、作息：可多食含维生素 C 的食物，促进皮肤新陈代谢；按时作息，心情舒畅，调理好自己的内分泌系统，保持一个良好的身体状态，有益于色斑淡化。

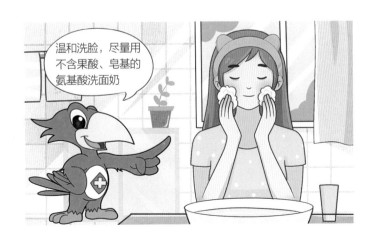

● 孕产妇黄褐斑的治疗

专家提醒

黄褐斑在色素性疾病中最常见且最难治，目前尚没有较好的方法可以根治黄褐斑。在孕期和哺乳期，主要是预防和控制黄褐斑的发生、发展，包括积极寻找病因如内分泌因素，避免诱发因素，调整生活方式，注意防晒等。在产后及哺乳结束后，可以开始积极治疗，包括外用药物、口服药物和激光治疗等。

1. 外用药物治疗：部分对药物敏感的患者单纯外用药就有明显的淡斑效果。脱色剂如 2%～5% 氢醌霜（避光保存）、4% 曲酸、15%～20% 壬二酸霜和复方熊果苷乳膏等，可抑制酪氨酸酶活性，减少色素的产生；0.025%～0.1% 维A酸能够影响黑色素的代谢；超氧

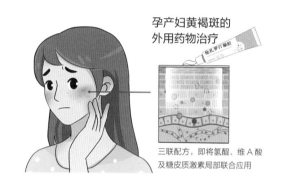

孕产妇黄褐斑的外用药物治疗

三联配方，即将氢醌、维A酸及糖皮质激素局部联合应用

化物歧化酶（SOD）霜通过抑制和清除氧自由基可减少黑色素生成；左旋维生素C可以抑制黑素细胞合成，促进其分解代谢。但外用药起效一般较慢，至少1个月才能看到色斑淡化的效果，需在医生的指导下用药。如果1个月没有任何变化，则不建议继续使用。

外用药物治疗中目前比较公认的是"Kligman 三联配方"，即将氢醌、维A酸及糖皮质激素局部联合应用，效果较为显著，可每晚应用一次。其中，维A酸类药物如他扎罗汀凝胶能抑制酪氨酸酶活性，减少黑色素形成，降低黑色素在角质形成细胞中的转移过程。但他扎罗汀凝胶开始应用时会有局部刺激症状如瘙痒、灼热感及红斑等，需避免接触正常皮肤。为减少不良反应，建议氢醌、维A酸和糖皮质激素三者比例为4∶1∶1，开始使用时先小剂量局部应用，待皮肤适应后可逐渐加大用量，同时加用皮肤保湿剂。如仍有局部刺激，可再次减少他扎罗汀凝胶的比例，并进行局部冷敷或涂润肤剂，在使用过程中找到适合自己的配比。另外，糖皮质激素长期外用于面部要注意观察其副作用，如皮肤变薄、多毛、紫纹等。

2. 内服药物治疗：内服药物主要起抗氧化（还原性谷胱甘肽、维生素C及维

生素 E）、抑制纤溶作用（氨甲环酸）等。氨甲环酸可竞争结合酪氨酸酶，从而抑制黑色素生成，还具有抑制血管形成、减轻红斑的作用，所以对黄褐斑有明确效果，其"美白"效果为维生素 C 的 50 倍，一般建议服用 8 ~ 12 周。主要的不良反应为食欲不振、恶心、呕吐、胃灼热、月经量少、瘙痒、皮疹等。长期使用要特别注意监测血常规、凝血酶原时间等，慎防血栓形成。还可用中药六味地黄丸、逍遥散或桃红四物汤等。

3．激光治疗：如皮秒激光和光子等，但绝不是单一皮秒激光就能完全解决黄褐斑的色斑问题。激光一般治疗 3 ~ 4 次，治疗时配合使用医用保湿修复、淡斑的产品，并根据患者具体情况给予内服药物调整。综合治疗才会让祛斑效果更好。

4．水光注射治疗：水光配方除包括基础透明质酸外，还需要菲洛嘉、谷胱甘肽及氨甲环酸、PRP 等有效修复屏障及淡化色素成分的配方。

专家提醒

　　要想高效稳定地去除黄褐斑，不仅要清除已有色斑，同时还要消除产生色斑的内因，所以科学有效的方法是内服、外用配合激光等多种措施联合治疗。对于伴有皮肤屏障受损的黄褐斑患者，应该首先修复皮肤屏障，而不能盲目使用激光治疗，否则反黑的概率非常大。

● 黄褐斑治疗后的皮肤管理

◆ 皮肤屏障修复贯穿始终

许多患者在治疗后出现了色斑的复发及反黑，这是由于不少治疗黄褐斑的药物本身具有较强的刺激性，会对皮肤屏障功能造成一定的破坏，导致皮肤的水分流失增加，皮肤含水量下降。因此，无论是外用药物治疗，还是激光治疗，都应在治疗前、治疗中及治疗后进行皮肤屏障的修复，这样才能保证疗效，减少黄褐斑的复发。

修复皮肤屏障不仅是黄褐斑的基础治疗，也要贯穿于治疗后的日常护理过程中。建议使用含有适当比例的生理性脂质（神经酰胺：游离脂肪酸：胆固醇 =1：1：1）的皮肤屏障修复产品。

专家课堂

我们常说的皮肤屏障主要指角质层的渗透性屏障，常被比喻为"砖墙结构"，由角化细胞（"砖"）和细胞间生理性脂质（"灰浆"）构成。而我们正常皮肤的细胞间生理性脂质由神经酰胺、胆固醇和游离脂肪酸以 1∶1∶1 的比例构成。因此，模拟细胞间生理性脂质配比的仿生脂质具有较好的皮肤屏障修复作用。

皮秒激光祛斑治疗后，治疗部位会有灼热感，个别人可能会出现一定程度的红肿现象，可以使用冰敷的方法来缓解。之后会有结痂，无须特殊处理，一般会在 3 ~ 7 天后自行脱落，注意不要强行去除痂皮。治疗后 1 周之内面部禁止碰水，可用棉棒蘸水小心擦拭眼周部位，以免造成细菌感染。

◆ 防晒淡斑一刻不容松懈

自始至终都要注意防晒，避免色素的沉积。激光术后尽量避免食用吸光性食物，如柠檬、茄子、芹菜、藻类；每天早晚可外敷补水面膜，加快皮肤代谢，同时配合淡化色素的医学护肤品。

孕期瘙痒的皮肤管理

瘙痒是孕期非常高发的困扰孕妈妈的一大皮肤问题，有 10% ~ 30% 的女性在怀孕期间会出现皮肤瘙痒。大多数情况下，瘙痒的症状较为轻微，也有部分患者瘙痒明显，甚至会因为瘙痒难耐而影响睡眠，导致情绪烦躁，严重时影响生活质量。

● 孕期为什么会出现皮肤瘙痒

孕期皮肤瘙痒的最常见原因为妊娠多形性皮疹，另外还有妊娠期肝内胆汁淤积和湿疹。

1. 妊娠多形性皮疹：最为常见，主要分布于腹部妊娠纹区域，一般不累及脐部，可以表现为斑疹、斑块、靶形皮损甚至水疱，患者瘙痒通常非常明显，但是一般会随着分娩而症状消失，对胎儿发育及健康基本没有危害。

2．妊娠期肝内胆汁淤积：一般发生于妊娠中晚期。通常最先发生于手掌和足底，同时伴有血清转氨酶和胆汁酸水平升高。与妊娠多形性皮疹不同，肝内胆汁淤积引起的瘙痒可能看不到皮疹，孕妇主要表现是皮肤黄染。

3．湿疹：由于孕妇体内激素的变化和胎儿的不断生长，孕期湿疹易反复发作，对胎儿发育通常没有影响。

● 孕期皮肤瘙痒的治疗

◆ 妊娠多形性皮疹和湿疹的处理

1．外用药：孕早期可以用非激素的海得宝止痒凝胶外涂，也可以局部外涂少量的弱效或中效激素。另外，也可以使用安全性更高的炉甘石洗剂。

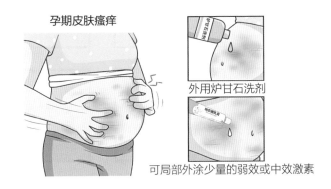

孕期皮肤瘙痒

外用炉甘石洗剂

可局部外涂少量的弱效或中效激素

2．口服药：绝大部分口服药物对于孕妇都是禁用的，孕期要在医生指导下才可服用口服药。目前已知的抗过敏药物中依巴斯汀对于胚胎发育无有害作用，但是由于并未进行有效的人体试验，所以只在必要时才用于妊娠妇女。严重的难治性瘙痒可以短期应用糖皮质激素如泼尼松；如各项治疗均无改善，必要时可考虑提前分娩。

◆ 妊娠期肝内胆汁淤积的处理

1．检查：对于孕妇皮肤黄染，一定要到医院抽血检查肝功能，如发现转氨酶和胆红素均升高，血清胆汁酸升高尤其明显，应高度怀疑妊娠期肝内胆汁淤积。

2．治疗：这类疾病不影响孕妇健康，但可能造成胎儿宫内窘迫、早产和死胎，需及时就医，在妇产科医生指导下针对病因积极治疗。治疗方法主要是降低血清胆汁酸水平，首选熊去氧胆酸，可有效缓解母体瘙痒症状，同时改善胎儿预后。

一般治疗后 2～3 周会有明显好转，同时转氨酶和胆汁酸水平也会降低，但是再次妊娠时可能会复发。

● 孕期瘙痒如何做好皮肤管理

1. 保护皮肤屏障：注意保湿，瘙痒严重时可考虑使用含薄荷脑的润肤霜；洗澡时最好少用碱性的香皂或肥皂，不要用热水烫洗；保持环境温度适宜，避免出汗过多后汗液刺激皮肤；尽量选择棉质、柔软、宽松的衣物穿着。

孕期瘙痒的日常护理

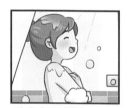

注意皮肤清洁与保湿

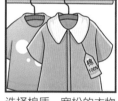

选择棉质、宽松的衣物

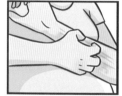

不要用力抓挠

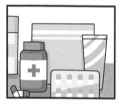

不要盲目乱用药

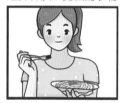

不要盲目忌口

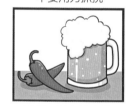

忌酒、忌辛辣食物

2. 不要用力抓挠：过度搔抓会破坏皮肤屏障功能，可能继发皮肤湿疹样改变，甚至引发细菌感染或导致化脓、溃烂等，同时要保持愉快的心情，以免心情烦躁加重瘙痒。

3. 不要盲目乱用药：激素类药物不适合长期使用。激素有诸多副作用，如多毛、毛细血管扩张、皮肤萎缩变薄、色素沉着等，长期使用可能会引起激素依赖性皮炎等疾病，特别是面部应避免长期使用含激素的药物；不可乱用风油精以及一些成分不明的止痒药膏。

产后私处皮肤管理

随着人们对生活质量的要求普遍提高，越来越多的孕产妇开始关注产后皮肤保养。产后"私密部位皮肤管理"的概念也逐渐走进大众视野，不再是一件羞于启齿的事。产后私处皮肤管理的内容不仅包括一般护理，还包括通过科学美容手段改善私处皮肤色素沉着和阴道松弛等产后女性常见的生理改变，从而帮助产后女性恢复私处局部美观和提高性生活质量。

● 一般护理

1. 局部清洁免感染：注意保持会阴及伤口处皮肤局部清洁、干燥，避免感染。会阴部位没有撕裂或侧切伤口时，可用温水局部冲洗；若有撕裂或侧切伤口，可于每次排便后及每晚睡前使用 1∶5000 高锰酸钾溶液局部冲洗或坐浴。尽量选择透气性、吸湿性较好的纯棉内衣裤，并每天至少更换 1 次；应选择质量合格的卫生棉垫并勤更换，尽量每 2 ~ 3 小时更换 1 次。

2. 合理运动不负重：产后适量运动有助于恶露排出、加速机体代谢，从而促进伤口愈合和机体恢复。生产时若无特殊情况，顺产妇产后第 1 天、剖宫产妇产后第 2 天即可离床稍走动，此后可逐渐增加运动量，以产妇不感到疲劳为原则。运动应循序渐进，不应过早（产后 2 周内）负重、下蹲，避免会阴或腹部伤口开裂、子宫脱垂。

3. 清淡饮食促排便：避免摄入辛辣刺激性食物，以免影响伤口愈合；多食用新鲜蔬菜和水果，不仅可以避免便秘、促进体内毒素排出，还可以通过补充多种维生素，维持全身皮肤健康状态。

● 改善私处皮肤色素沉着

妊娠期孕激素分泌会导致私处皮肤色素沉着（简称色沉），目前尚无具有明确疗效及安全性的私处护理产品或药物可用于改善私处色沉。私处漂红技术是目前针对私处色沉的医疗美容手段，其主要分为两大类：文绣漂红技术和激光漂红技术。两种技术均存在一定的风险，因此尚存争议。文绣漂红技术由于存在各种早期并发症（出血、伤口感染、色料脱失等）和晚期并发症（色料过敏、色素不均、色泽不自然、传播传染病等），已逐渐被相对较为安全、漂色效果较自然的激光漂红技术取代。

激光漂红技术通过激光的选择性光热作用，爆破私处皮肤中的黑色素，加快黑色素代谢，从而使私处皮肤色泽变浅、变红。根据激光能量和作用深度的不同，效果维持时间可波动在 6 ~ 12 个月。目前国内多使用 CO_2 激光。近年来，为加大激光能量以延长效果维持时间，同时避免瘢痕形成，点阵激光技术也逐渐被应用于私处漂红。一般情况下，私处激光漂红治疗需要进行 1 ~ 3 次，每次间隔 3 个月，单次治疗仅需几分钟即可完成，具有快速、安全、漂色自然的优势。

◆ 术前准备

1. 手术时间：一般建议产后至少 3 个月以后或哺乳期结束后再进行私处激光治疗。应避开月经期，最佳治疗时间为月经干净 3 天后至下一次月经来前 10 天。

2. 术前检查：是否有外阴或阴道炎症、性传播疾病或血液传播疾病等。应先治愈局部感染后再行激光治疗。若存在传染病，术者应提前做好个人防护。

3. 术区准备：患者术前做好私处局部清洁，摆好截石位。由术者备皮、划定漂红区域并进行局部麻醉（厚涂利多卡因乳膏，保鲜膜封包，维持 1 小时），去除表面麻醉剂后，术区清洁并用 75% 乙醇溶液消毒。

◆ 术中注意事项

根据不同仪器设定合适的治疗参数，每个区域激光覆盖一遍即可，避免治疗区域重叠，以减轻损伤，减少发生术后色沉的可能性。

◆ 术后护理

1. 术后局部冰敷 20 分钟。可预防性使用抗生素制剂，如在术区涂抹莫匹罗星软膏或磺胺嘧啶锌软膏等。

2. 术后前 3 天术区不宜碰水，之后可用无菌生理盐水轻轻擦拭，保持局部清洁。

3. 术区皮肤结痂一般 10 天左右脱落痊愈，其间应避免搔抓和性生活，等待自行剥痂。

● 改善阴道松弛

◆ 阴道松弛的原因

1. 妊娠：非妊娠女性站立位时，盆腹腔脏器压力沿脊柱生理弯曲导向骶骨。而孕妇站立位时，随胎儿逐渐长大，腹部愈向前下突出，盆腹腔脏器压力轴线随之前移，盆底组织承受的压力逐渐增加，盆底肌张力逐渐减弱。盆底肌是阴道壁的支撑结构，其张力降低是导致阴道松弛的重要原因。

2．分娩

阴道分娩：胎儿从阴道娩出使阴道壁过度扩张，阴道肌肉及其周围肌肉组织过度伸展，甚至撕裂。有影像学证据表明，超过 36% 的阴道分娩产妇存在不同程度盆底肌撕裂现象。中国协和医科大学临床数据显示，产后 6 个月以后，阴道分娩初产妇阴道口径在 3 指左右；而二次或多次阴道分娩产妇，其阴道口径在 3.5 指以上。

剖宫产：我国剖宫产率超过 40%。剖宫产女性阴道松弛的原因基本同妊娠，较阴道分娩产妇程度轻。

3．激素变化：体内雌、孕激素水平变化贯穿于妊娠、分娩、哺乳全过程。妊娠期，雌、孕激素使阴道皱襞增多，延展性增加。产后，体内雌激素水平下降，引起阴道黏膜萎缩，同时引起阴道及盆底结缔组织中的胶原纤维和弹力纤维变性、张力降低，最终导致阴道松弛。

◆ 阴道松弛的治疗

目前针对阴道松弛的治疗主要有四大类方法，分别是：物理疗法、药物疗法、手术疗法和光电疗法。

1．物理疗法：指通过主动或被动运动增加盆底肌张力，从而改善阴道松弛的疗法，亦称为盆底康复训练。主动运动包括被普遍接受和推广的凯格尔（Kegel）运动，以及蹲姿训练法、健身球训练法等多种运动形式。被动运动主要指电刺激疗法。盆底康复训练不仅能改善阴道松弛，也能预防产妇发生盆腔器官脱垂和压力性尿失禁。目前尚无确切证据表明妊娠期即开始进行盆底康复训练可使产妇取得更大获益。因此，建议产妇在产后 42 天至正规医院妇产科进行盆底肌功能评估，根据评估情况制订个体化康复训练计划。

2．药物疗法：目前暂无大规模临床试验证据证实某种药物可改善阴道松弛。雌激素阴道栓剂是一种局部激素补充疗法，但其对阴道松弛的疗效目前尚存在争议。那些号称有"阴道回春"作用的药品均没有科学依据。

3．手术疗法

外科手术缩阴：有多种术式，总体目标均是缩小阴道口径和修复盆底结构，其疗效明显，作用持久，适合中重度阴道松弛或伴有压力性尿失禁、盆腔器官脱垂的患者。但术后可能存在性生活疼痛、阴道湿润度较术前下降的问题。

填埋缩阴：填埋材料包括高弹性硅胶线、补片等。其并发症包括感染、包膜挛缩、医源性尿道损伤、假体移位和外露等。同时，由于填埋材料使用寿命有限，患者可能需要进行多次手术治疗。

注射缩阴：属于微创手术，可用于治疗轻中度阴道松弛。注射物有自体脂肪、透明质酸、中药药剂等。其中，通过自体脂肪移植改善阴道松弛疗效较为确切，缺点是自体脂肪存活率不稳定，可能需要多次移植才能达到满意疗效。

4．光电疗法：私密光电疗法指利用激光、射频等光电作用刺激胶原纤维新生、弹力纤维回缩，从而达到收紧阴道的作用。在国外，光电疗法用于改善阴道松弛、萎缩和压力性尿失禁已有 10 余年临床应用经验，许多患者反馈它是一种有效、安全、微创的治疗方式。美国 FDA 也批准了多个私密光电治疗设备，如FemiLift 菲蜜丽私密激光、Themiva 丝蜜娃私密射频仪等。目前，国内私密光电治疗正处于方兴未艾的阶段。

专家提醒

私密光电疗法从诞生开始，其用于阴道"年轻化"治疗的安全性和有效性就一直备受争议。2018 年 7 月，美国 FDA 发出警告信，强调私密光电治疗只获批用于切除生殖器疣、去除宫颈癌前病变等，其作为阴道美容项目可能会导致严重不良后果，包括阴道烧伤和瘢痕、性交痛和慢性疼痛等。2021 年 10 月，《美国医学会杂志》发表了一篇使用点阵二氧化碳激光改善绝经后阴道症状有效性的临床研究论文，结果显示，点阵二氧化碳激光治疗组和对照组在阴道症状改善情况、生活质量评分、阴道健康指数以及阴道组织学方面均无显著差异。因此，阴道光电治疗的有效性和安全性有待进一步观察。

产后私处皮肤综合管理方案

内容	一般护理	私处色素沉着	阴道松弛
日常护理	局部清洁、合理运动、清淡饮食	穿着宽松的裤子，避免摩擦	凯格尔运动
用药治疗	正常清洁	—	雌激素阴道栓剂
治疗项目	—	激光漂红	盆底康复训练（电刺激疗法）、手术疗法（外科、注射、填埋）、光电疗法
仪器设备举例		FemiLift 菲蜜丽私密激光、Superior 维纳斯私密激光	FemiLift 菲蜜丽私密激光、Themiva 丝蜜娃私密射频仪
注意	—	私处激光漂红的安全性和有效性尚存在争议	雌激素阴道栓剂、光电疗法的安全性和有效性尚存在争议

第 9 章　婴童的皮肤管理

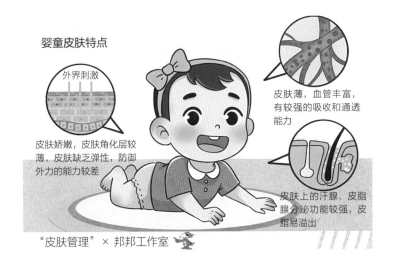

婴童皮肤特点

外界刺激

皮肤薄，血管丰富，有较强的吸收和通透能力

皮肤娇嫩，皮肤角化层较薄，皮肤缺乏弹性，防御外力的能力较差

皮肤上的汗腺、皮脂腺分泌功能较强，皮脂易溢出

"皮肤管理" × 邦邦工作室

新生命的呱呱坠地总是让全家人又喜悦、又忐忑，照顾小宝宝经常让新手爸妈们煞费苦心。小宝宝不论是胃肠系统，还是皮肤这个人体最大的器官，都尚未发育成熟，更需要细心呵护。

中国医师协会新生儿科医师分会循证专业委员会制定的《重症监护病房新生儿皮肤管理指南（2021）》中提到，新生儿（尤其是早产儿）体表面积较儿童和成人大，容易发生经皮肤水分丢失增多、皮肤用药吸收量大且快、药物的不良反应相对明显等情况。婴儿的皮肤娇嫩，角质层薄而富于血管，局部防御能力差，易受损伤，再加之免疫功能尚不足，相比成人而言，更容易发生皮肤疾病。因此，婴儿的皮肤管理及家长宣教就显得尤为重要。

作为婴儿期最常见的皮肤病之一婴儿湿疹，其患病率接近 20%，这意味着 5 个宝宝里就有 1 个会患湿疹。宝宝一生病，就会牵动全家人的心。湿疹宝宝该如何护理？是保持皮肤干燥还是湿润？可以使用激素吗？以下就大家关注的问题一一进行解答，希望给患儿、家长及医务人员带来一些帮助。

婴儿皮肤特点及皮肤管理要点

婴儿皮肤与成人皮肤在结构和功能上都存在明显的差异，大约需要 3 年时间才能发育到与成人相似的水平。这一点决定了对婴儿皮肤的护理重点与成人亦有不同。

◆ 皮肤娇嫩，易发生损伤和感染

婴儿的皮肤角质层较成人薄，真皮相对薄弱，皮下脂肪含量较少，防御外力的能力较差，当受到轻微外力就易发生损伤，皮肤损伤后又容易继发感染。因此，婴儿在清洁、保湿、防晒、保温和避免外界刺激上需要更细心的护理。

1. 清洁时应使用温和、不含刺激性成分的婴儿专用沐浴产品，不要使用成人用的香皂或药皂，避免过度清洁。

2. 洗浴后使用无刺激的润肤乳，增强婴儿皮肤的屏障保护功能。

3. 选择适当的婴儿衣物也非常重要，最好选择天然纤维，如棉或竹纤维，尽量选择未经化学处理的衣物。

4. 外出时应注意保温和防晒，选择与环境温度匹配的衣物，最好选择物理防晒。

◆ 皮脂腺和汗腺功能尚未成熟

婴儿在出生时，皮脂腺和汗腺已经形成，但其功能相对未成熟。新生儿在出生后的几周内，由于母体激素影响，皮脂腺会相对活跃，皮脂会与空气中的灰尘、皮肤上的碎屑等形成厚厚的一层痂皮，多见于头顶部（前囟门处）、眉毛、鼻梁、外耳道以及耳后根部等处，清洗时可先用植物油涂擦在痂皮上面，浸泡变软后，再使用婴儿洗发水，轻轻按摩头皮，然后用温水冲洗，不可用手将痂皮撕下来，以免损伤皮肤。

由于婴儿的汗腺功能不完善，高温环境下难以通过出汗来有效调节体温，会在面颈部及胸背部出现红色的小疹子。这时，只要保持适宜的室温，避免过分保暖，及时调节室内温度和增减衣服或盖被，适当清洁皮肤，不需要特殊处理就会自然好转。

◆ 皮肤屏障功能发育不全

婴儿的皮肤血管丰富，微循环较成人更为活跃，皮肤屏障功能尚未发育完全，有更强的吸收和透过能力。因此，在给婴儿使用任何外用药物之前，最好先咨询皮肤科医生或儿科医生。仔细阅读药物说明书，确保按照推荐的剂量和使用频率给婴儿使用。在给婴儿全面用药前，可以先在小块皮肤上进行测试，以检查是否有过敏或不良反应。在使用药物后，密切监测婴儿的皮肤反应和总体健康状况。待病情缓解后可遵医嘱停用，不要长时间连续使用。

婴童湿疹的皮肤管理

在众多困扰儿童的常见皮肤病中，湿疹一定"名列前茅"。湿疹是儿童最常见的皮肤问题之一，长期的瘙痒和不适不仅仅影响皮肤，还会对儿童的日常生活、学习和社交造成影响，长此以往还可能影响孩子的生长发育，对儿童的家庭也造成了心理和经济负担。很多湿疹患儿由于治疗不及时或者错误治疗而导致病情加重。以下就婴儿湿疹的一些常见问题进行较为全面的解答，希望给患儿、家长以及医务人员带来帮助和指导。

● 什么是婴儿湿疹

湿疹是一种常见的慢性、复发性、炎症性皮肤病，病情常轻重不一，皮疹多发于头面部，逐渐蔓延至颈部、肩部、躯干和四肢。皮损呈多形性，初起时为红斑或红丘疹，随着病情进展可逐渐增多，并出现丘疱疹、小水疱、糜烂、结痂等，时好时坏，反复发作，瘙痒剧烈。患儿常夜间哭闹，躁动不安，并可因搔抓而继发感染，引起局部淋巴结肿大，极少数患儿可发生全身感染。

婴儿湿疹根据其皮疹特点主要分为三型，即渗出型、干燥型及脂溢型。

1. 渗出型：多见于 3 ~ 6 个月肥胖体质的婴儿。初起于两面颊，可见对称性小米粒大小红色小丘疹，间有小水疱及红斑，基底肿胀，有片状糜烂渗出，黄色浆液性，结痂较厚。

2. 干燥型：多见于 6 个月至 1 岁瘦弱婴儿，皮肤表现为丘疹、红肿、硬性糠皮样脱屑及鳞屑结痂，无渗出，常累及面部、躯干及四肢伸侧面。

3. 脂溢型：多见于 1 ~ 3 个月的小婴儿，皮损发生在头皮、耳后等皮脂腺发达区，被覆油腻性黄痂。

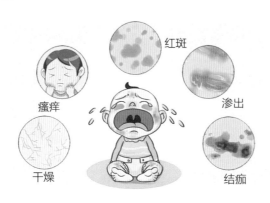

瘙痒　红斑　渗出　干燥　结痂

婴儿湿疹在临床也称婴儿期特应性皮炎，其病因尚未完全研究清楚，可能与基因功能失调而导致皮肤过度敏感（存在皮肤屏障功能缺陷）、免疫异常等因素有关。患儿亲属往往患有湿疹、哮喘或枯草热（一种对花粉等过敏的鼻炎甚至哮喘）。日常生活中，许多外界因素能影响湿疹发病。湿疹患儿大多皮肤过度敏感，会对多种与皮肤表面接触的物质起反应。要找到导致孩子湿疹的过敏原不太容易，并且在我们去除孩子周围环境中"可疑的过敏原"时，也不能完全改善湿疹的病情。

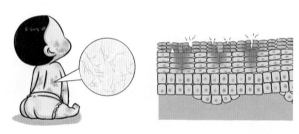

皮肤屏障功能受损

● 小儿湿疹的皮肤管理

小儿湿疹需要多方面的综合管理，并非单一疗法能够治愈。及早就医，规范用药，日常的皮肤管理和合理喂养相结合，才是控制湿疹复发的有效途径。

◆ 基础护理

皮肤保湿是湿疹患儿整体治疗的关键。湿疹患儿存在不同程度的皮肤屏障功能受损和皮肤干燥，保湿及润肤应作为每天的常规护理。保湿可加快皮损愈合，减少疾病复发。应做到足量和多次使用保湿剂，推荐每周使用 150～200 g 保湿剂。对于皮肤明显干燥的儿童，保湿剂使用量要达到每周 250 g。每日至少使用 2 次，按需涂抹保湿剂，可无上限次数，只要干燥就要及时涂抹。另外，沐浴后，在皮肤还是湿润状态时，立刻（3 分钟内）涂上保湿剂，以保持皮肤的水合状态。

保湿剂建议选择不添加激素、香精等刺激性成分的医学保湿类护肤品。洗浴时以温水为佳，避免因突然温度变化导致皮肤瘙痒、发红。不要用去脂强的碱性洗浴

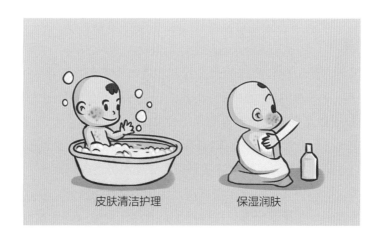

皮肤清洁护理　　　　　保湿润肤

用品，选择偏酸性的洗浴用品。无特殊情况时，婴儿每天最多洗一次澡。此外，新生儿期应尽早外用保湿剂，可减少或避免湿疹的发生。

◆ **外用药物**

1. 轻度湿疹：消除加重因素，恢复皮肤屏障功能及保持皮肤水分，可有利于湿疹消退。

2. 中、重度湿疹：外用糖皮质激素乳膏是中、重度湿疹的一线治疗方案，能有效控制病情，缓解湿疹所致的不适。在医生指导下，局部使用弱效或中效的糖皮质激素，如 0.05% 地奈德、2.5% 氢化可的松，一日 1 ~ 2 次，持续 2 ~ 4 周。但儿童面部（成人亦如此）使用激素不宜超过 1 周。同时应联合使用润肤剂，一日多次使用。瘙痒剧烈、影响睡眠、外用药疗效欠佳时，可根据患儿的年龄和体重酌情使用抗组胺药，如氯雷他定糖浆（≥2 岁）、地氯雷他定干混悬剂（≥1 岁）、左西替利嗪口服液（≥2 岁）等。有继发感染时可系统使用抗生素。

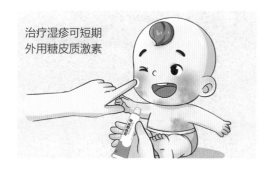

治疗湿疹可短期
外用糖皮质激素

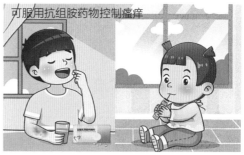

可服用抗组胺药物控制瘙痒

◆ 饮食及喂养

1. 母乳喂养有助于减轻湿疹的严重程度。蛋白质类辅食应该晚一些添加，如鸡蛋、鱼、虾类，且添加的速度要慢。小儿的饮食尽可能是新鲜的，避免让小儿吃含色素、防腐剂或稳定剂、膨化剂等的加工食品。

2. 如果发现小儿因食用某种食物出现湿疹，则应尽量避免再次进食这类食物。

3. 有牛奶过敏的小儿，可用氨基酸奶粉或深度水解蛋白奶喂养，持续6个月。

4. 对鸡蛋过敏的小儿可单吃蛋黄或用其他蛋白质代替。

5. 人工喂养的小儿患湿疹时，可以把牛奶煮沸几分钟以降低过敏性。

6. 小儿食物以清淡饮食为好，应该少些盐份，以免体内积液太多而易发湿疹。

◆ 其他方面

贴身衣物和床上用品应选用全棉材质，衣着应较宽松、轻软。避免接触羽毛、兽毛、花粉、化纤等过敏物质。避免接触烟草。经常修剪指甲，避免抓伤皮肤。室温不宜过高，以免使湿疹痒感加重。环境中要最大限度地减少过敏原，以降低刺激引起的过敏反应。

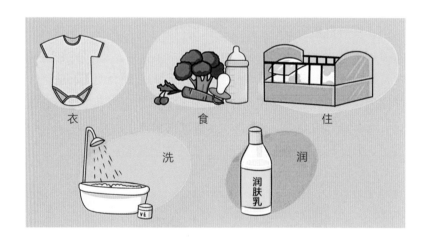

● 如何为宝宝挑选护肤品

一些不良商家片面夸大激素的副作用，抓住家长惧怕激素、希望见效快的心理，打着"草本""无添加"的旗号，实则在所谓的"纯天然宝宝湿疹霜"里添加大量激素，虽然使用后"效果显著、立竿见影"，但家长若在不知情的情况下，将其当做护肤品给宝宝长期使用，危害不言而喻。那家长们如何避开这类激素面霜，为宝宝挑选一款既安全又好用的宝宝霜呢？

专家支招

　　我国国家药监局制定的《儿童化妆品监督管理规定》中指出，儿童化妆品应当在销售包装展示面标注儿童化妆品标志"小金盾"，非儿童化妆品不得标注儿童化妆品标志。所以，家长们在挑选宝宝霜时，第一步要认准"小金盾"标志。第二步看备案号。一句话，认准"妆字号"面霜可以筛掉一半以上不合格的宝宝霜。第三步看成分。香精、着色剂、防腐剂及表面活性剂能少则少，香精有苯甲醇、肉桂醇、柠檬醛、柠檬烯等；防腐剂有羟苯丙酯、羟苯丁酯、DMDM 乙内酰脲、咪唑烷基脲等。记不住没关系，可以咨询皮肤科医生，"种草"不敢说，"拔草"我们是专业的。

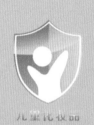

● 患儿家属宣教及维持管理

　　很多家长反映："宝宝湿疹为何治不好，总是反反复复？"最常见的原因就是存在以下几个误区，导致不能很好地遵循医嘱和规范治疗。

误区一：糖皮质激素类软膏对宝宝有危害

　　由于对激素一知半解及媒体过度宣传，很多家长对激素闻之色变，看到宝宝病情有好转了，就立即停用激素，导致激素治疗疗程或者用量不足，湿疹反复发作。

误区二：宝宝长湿疹是因为湿气太重

　　湿疹之所以带"湿"字，是因为湿疹急性发作时临床表现常常有渗出（湿）的倾向。湿疹的发病和"湿"没有关系，反而与皮肤干燥、屏障功能障碍有很大关系。治疗和护理不仅不要保持皮肤干燥，反而要保持皮肤湿润。保湿剂和润肤剂能使皮肤保持滋润、柔软，恢复皮肤的弹性和柔韧性，有利于患儿皮肤屏障功能的修复，有助于减少瘙痒及抓痕，应该作为治疗的关键措施，经常外用。

误区三：抗过敏药长时间使用会产生依赖

没有证据显示长期使用抗组胺药会成瘾。抗组胺药物可以减轻痒感并有镇静作用，晚上使用可以帮助睡眠，至少应该在睡觉前半小时到 1 小时给药。没有镇静作用的抗组胺药可以在白天使用，特别是可以帮助那些夏季患有枯草热的儿童。含有抗组胺药的药膏或洗液不能用于湿疹，因为它们可能导致过敏反应。

湿疹的皮肤管理是一个长期的"战斗"，皮肤保湿在维持治疗阶段仍是重中之重，需要长期坚持。大部分儿童的湿疹会随着年龄增长而逐渐好转。不同儿童湿疹好转的年龄可能不同，有些孩子 5 岁时会出现明显改善，大部分孩子在十几岁时可能偶尔有些症状，少部分人一直到成年期还会有严重的湿疹。

对于家长来说，湿疹是"三分治、七分养"。正确认识疾病，千万不要病急乱投医，更不要轻信什么偏方或"神药"，避免上文提到的"误区"，科学治疗，进行综合的皮肤管理，才能达到事半功倍的效果。

第 10 章　不同皮肤类型的皮肤管理

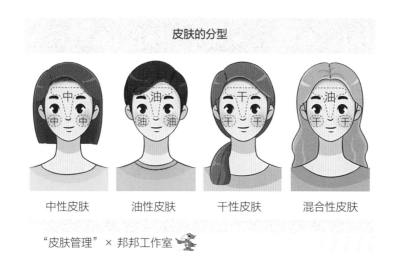

皮肤的分型

中性皮肤　　　油性皮肤　　　干性皮肤　　　混合性皮肤

"皮肤管理" × 邦邦工作室

皮肤管理需要首先进行皮肤分析，诊断现有的皮肤问题，确定治疗的先后顺序及具体方案，通常需结合不同方法综合治疗。现代皮肤管理是一整套多种治疗手段和日常护理相结合的完整流程，是包括药物（中药、西药、中西医结合）、医学护肤品、仪器设备、日常护理等方法的组合方案。

美容院级别的皮肤管理机构是皮肤护理的主要场所之一，其从业人员的首要责任是正确理解和解决求美者的问题，进行"辅助、帮助"，而不是"损坏、添乱"。

不同皮肤类型如何做好皮肤管理

● 健康皮肤的管理

健康皮肤指的是皮肤细腻，具有光泽和良好的弹性，没有色斑、痤疮和炎症，肤色均匀一致，毛孔细小，无过敏，没有过多的油脂分泌，也不干燥。针对健康皮肤的管理，主要以保湿补水、做好防晒、维持状态为主。可根据皮肤情况，采用微创美容手段进一步完善，如改善肤色、皱纹，皮肤年轻化等。常用方法有：

1. 水光注射：改善肤色、肤质，抗氧化、抗自由基，深层补水。水光注射由于直接穿透角质层，将有效药物注射至真皮层，因此具有涂抹、面膜、导入等无创方式不可比拟的优势和疗效，可以作为一线的皮肤管理方式，定期进行（间隔1~2个月一次）。

2. 聚焦超声：轮廓提升、紧致、除皱。传统的光电仪器受穿透深度的制约，无法将能量穿透到筋膜层，不能起到真正的面部提升作用。聚焦超声技术由于使用的是超声能量，穿透更深，加上聚焦发射方式，可以顺利地将能量穿过屏障，直达真皮深层和筋膜，从而真正有效地达到提升的目的，是面部提升的常用技术。

3. 强脉冲光：俗称光子嫩肤，属于皮肤管理中非常常用的一项技术，可以综合解决多种皮肤问题。强脉冲光技术早期用于血管疾病的治疗，后来在临床使用中发现其具有一定的嫩肤、美白作用，随后扩展至皮肤美容领域。虽然强脉冲光只是一种宽光谱强光，并不是真正的激光，但在20世纪激光技术不甚完善的时代，强脉冲光填补了皮肤光电领域的空白，以其具有多重功效的优势，在激光技术普及之前得到了广泛应用。即使在激光技术日新月异的今天，强脉冲光仍然有一定的市场需求和顾客群体。由于强脉冲光具有高性价比的优势，成本较低而应用范围较广，因此是皮肤美容机构理想的入门设备。

强脉冲光治疗采用的是500~1200 nm的宽光谱强光，具有多重功效，如嫩肤、淡斑、脱毛、治疗毛细血管扩张（红血丝）等。由于光谱广，对特定皮肤问题的针对性较激光差。和大多数激光设备一样，如果能量过高，强脉冲光同样对皮肤屏障有一定破坏作用，具有一定的反黑风险，虽然相对安全，但仍需要谨慎使用。有些求美者由于接受了不规范的光子嫩肤操作，出现了所谓的"光子脸"，也就是虽然皮肤亮白，但脆弱、敏感，惧怕日光，容易反黑。因此，需要由专业机构有经验的医生操作，不可盲目乱用。

4. 射频：除皱、紧致、促进胶原新生。射频也称"电波拉皮"，以"热玛吉"为代表的单极射频为主，也有一些双极、多极射频产品。其穿透深度大约在真皮浅层和中层，是非侵入方式治疗皮肤松弛的常用技术。

5. 蜂巢皮秒：使用皮秒（赛诺秀公司的PicoSure，机身是黑色，俗称"黑皮秒"）或超皮秒（赛诺龙公司的PicoWay，机身是白色，俗称"白皮秒"）的蜂巢模式，可以降低爆破的能量，在皮肤表面形成矩阵式的微爆破，不破皮，修复期短，色素沉着的发生率低，可用于健康皮肤整体肤色的提亮、淡化色斑、收缩毛孔。

6. 其他针剂注射：如肉毒毒素（除皱针）、胶原蛋白、嗨体（颈纹、黑眼圈）等，可针对特定的皮肤问题进行针对性注射治疗。

● 亚健康皮肤的管理

亚健康皮肤指的是没有严重的皮肤问题，皮肤处于健康皮肤和问题皮肤之间的状态，可能存在皮肤敏感、潮红、粗糙、干燥、粉刺、晦暗、色斑、毛孔粗大、皱纹等亚健康问题。针对亚健康皮肤的具体表现，皮肤管理应遵循"对症管理、长期维护"的护肤原则，在不造成皮肤屏障破坏的前提下，循序渐进地修复。

常用方法包括：定期修复皮肤屏障的复配水光注射配合医用修复产品，蜂巢皮秒或强脉冲光美白嫩肤，定期射频治疗除皱紧肤，聚焦超声提升皮肤、解决松弛，以及肉毒毒素注射改善皱纹，日常使用合适的医学护肤品做好基础护肤等。

● 问题皮肤的管理

问题皮肤是指已经存在较为明显的皮肤问题，亟待治疗的皮肤，比如屏障严重受损，极易过敏、潮红或红血丝，严重的缺水、干燥，肤质粗糙，皱纹严重，明显的色素性疾病，毛孔粗大，痤疮和炎症等问题。

问题皮肤一方面由内源性因素引起，但更多的是外源性因素如长期错误的护理、日晒、情绪、激素变化、微循环障碍、感染等导致。问题皮肤特别需要注意的是，在急性炎症期和过敏期一定要先就医，在专业皮肤科医生的指导下进行正规治疗，原则就是：先治病、后医美，积极控制炎症和感染，切勿自行护理及盲目医美。

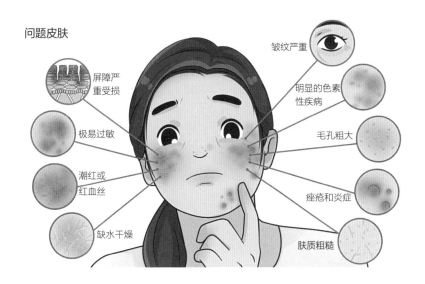

问题皮肤

屏障严重受损
极易过敏
潮红或红血丝
缺水干燥
皱纹严重
明显的色素性疾病
毛孔粗大
痤疮和炎症
肤质粗糙

1．针对色素性问题，如果是非黄褐斑类型的色斑，可采用激光疗法，如皮秒激光、调Q激光、Fotona 4D、光子嫩肤等方式，结合抗氧化、淡化色素的水光疗程，逐渐淡化色斑，提亮肤色，改善皮肤晦暗，消除暗沉、黄气。这里要提醒的是：不是所有的色斑都可以采用皮秒激光治疗，比如色素活跃、病因复杂的黄褐斑就不建议盲目采用皮秒治疗。

2．针对屏障受损、皮肤敏感问题，可采用"舒敏之星"抗敏治疗，10次为一疗程。皮肤条件允许的情况下，可采用复配修复成分的水光注射。对敏感性皮肤，切勿轻易采用激光治疗，容易造成反黑、屏障破坏等更严重的问题。

3．针对痤疮瘢痕、痤疮炎症后色素沉着（痘坑痘印）、毛孔粗大等问题，可采用点阵激光、铒激光微剥脱、射频微针（也称黄金微针），配合水光注射（可适当添加20 U肉毒毒素，用于收缩毛孔和抑制皮脂腺）。

4．针对皱纹问题，可采用肉毒毒素注射结合射频除皱。

5．针对面部松弛、法令纹、双下巴等问题，可采用射频、超声刀、超声炮提升轮廓。

6．针对黑眼圈等眼周衰老问题，可采用嗨体熊猫针注射、大光斑1064 nm激光治疗。

美容门店如何开展皮肤管理

广义的皮肤美容不仅包括医学上对于皮肤的专业诊断和治疗，还包括皮肤护理及家居护肤等方式。通过皮肤美容，使求美者的皮肤乃至整个人的形象成为健康的、美观的、持续性的和可以被人接受的活动过程。

其中，诊断和治疗主要是在正规医疗机构的美容皮肤科或皮肤科进行的。而皮肤护理除了可以在美容皮肤科进行，更多的求美者会选择在美容院或皮肤管理中心进行。家居护肤一般是自行购买产品在家涂抹。

美容院级别的皮肤管理机构是皮肤护理的主要场所之一，其从业人员的首要责任是正确理解和解决求美者的问题，进行"辅助、帮助"，而不是"损坏、添乱"。

● "按需护理"

正确理解和解决求美者的问题，进行"辅助、帮助"，首先就要根据不同求美者的皮肤类型进行"按需护理"。何谓"按需护理"？就是要摒弃依托于药品、化妆品和仪器的单纯销售行为，重视和关注求美者的真实需求和问题。

当求美者存在损容性皮肤问题时，应该果断建议求美者去专业皮肤科就诊，而不是为了"业绩"，劝其在美容门店护理。而当求美者的需求只是单纯的美容健康护理时，此时才需要针对不同的皮肤类型采取不同的皮肤管理方法"按需护理"。

做好"按需护理"的第一步是：生活美容从业者通过无创皮肤检测、皮肤咨询问诊等专业环节，识别求美者的皮肤类型。同时必须询问求美者的既往皮肤治

皮肤管理问卷表

基本信息		初诊日期：　　年　　月　　日

姓名：＿＿＿＿＿　性别：＿＿＿＿　血型：＿＿＿　出生年月日：＿＿＿＿＿＿＿＿
联系电话：＿＿＿＿＿　微信号：＿＿＿＿＿　电子邮件：＿＿＿＿＿＿＿＿
住址：＿＿＿＿＿＿＿＿＿＿＿＿＿＿＿＿＿＿＿＿＿＿＿＿＿
访问路径：＿＿＿＿＿＿＿＿＿＿＿＿＿＿＿＿＿＿＿＿＿＿＿

健康及生活习惯自测

疾病病史：＿＿＿＿＿＿＿＿＿＿　接受过的治疗或手术：＿＿＿＿＿＿＿＿
过敏史：＿＿＿＿＿＿＿＿＿＿　已知过敏源性物质：＿＿＿＿＿＿＿＿

身体因素：□皮肤疾病　□内分泌问题　□便秘　□肠胃疾病　□妇科问题　□子宫卵巢疾病　□肝肾疾病
　　　　　□妊娠中　□备孕中　□容易疲劳

情绪因素：□压力　□紧张　□激动　□兴奋　□不稳定　□低落　□失眠

生活习惯：□经常熬夜　□饮食不规律　□缺乏运动　□空调房电脑前工作　□抽烟　□喝酒　□咖啡
　　　　　□甜食　□偏咸　□酸辣/刺激食物　□油炸食物　□海鲜　□蔬菜　□水果

使用中护肤品品牌：＿＿＿＿＿＿＿＿＿＿＿＿＿＿＿＿＿＿＿＿＿

是否经常更换护肤品：＿＿＿＿＿＿＿　接受过的皮肤管理项目：＿＿＿＿＿＿

是否做过或正在做乙醇酸、果酸、水杨酸或其他皮肤漂白类换肤项目：＿＿＿＿＿

用以下皮肤科药物：□RetinA维A酸　□Differin阿达帕林　□Tazorac他扎罗汀　□Azelex壬二酸
　　　　　　　　□Accutane异维A酸

正在服用中的药物：＿＿＿＿＿＿＿＿＿＿＿＿＿＿＿＿＿＿＿＿＿

正在使用的皮肤外用药物：＿＿＿＿＿＿＿＿＿＿＿＿＿＿＿＿＿＿＿

是否常做磨砂磨皮祛角质、微晶换肤等项目：＿＿＿＿＿＿＿＿＿＿＿

是否做过激光及光照治疗：＿＿＿＿＿＿＿＿＿＿＿＿＿＿＿＿＿

近期是否有进行日光浴或是去海边渡假户外运动的计划：＿＿＿＿＿＿＿

近期是否有接受激光美容或是整形美容的计划：＿＿＿＿＿＿＿＿＿＿

您希望改善的皮肤问题

敏感	□干燥脱屑　□经皮水分丢失率高　□角质层含水量低　□浮粉、卡粉　□不耐受化妆品 □皮肤瘙痒　□有热刺感　□红血丝、血管扩张 潮红红斑（分布的部位）：□额头　□面颊　□鼻部及鼻周　□下巴口周 红疹、局部炎性表现（分布的部位）：□额头　□面颊　□鼻部及鼻周　□下巴口周
老化、皱纹	□细纹干纹　□鱼尾纹　□抬头纹　□眉间纹　□法令纹　□嘴角木偶纹 □"苹果肌"松弛　□下颌缘线松弛　□全面部松弛下垂
色沉、色斑	□雀斑　□黄褐斑　□日晒斑　□咖啡斑　□蝴蝶斑　□胎记　□鲜红斑痣　□痣 分布区域：□两颊　□全脸　□手部及躯干　□身体其他部位： 出现时间：□1年前　□1~3年　□3~5年　□5年以上
痤疮	□白头粉刺　□黑头粉刺　□闭合性粉刺　□红色炎性丘疹　□脓包型痤疮　□结节型痤疮 □痘肌色沉　□囊肿型痤疮　□痘印　□痘坑　□痘疤　□干性皮肤长痘　□敏感肌长痘 □混合肌长痘 分布区域：□额头　□下巴口周　□脖子、胸口　□后背 出现时间：□半年前　□1年前　□1~3年　□3~5年　□5年以上

疗史、护肤品的使用情况、平时的护肤习惯等。这些问询可以借助门店的"皮肤管理问卷表"来完成，通过调查表了解求美者主观的自我皮肤状态，就像通过VISIA 这样的皮肤无创检测设备提供客观的皮肤状态影像和数据化指标一样同等重要。

● 皮肤管理项目的设计与标准化

美容门店开展的皮肤管理项目应该经过严格的筛选，项目设计的主要方向必须根据求美者的皮肤类型和具体诉求展开。皮肤管理项目 = 合规、安全的生活美容版仪器 + 护肤品（功效性护肤品）+ 手法（卸妆、洁面、导入、放松等手法）。

美容门店项目流程的制定就是根据不同皮肤类型，按照合理护肤的原则，品项化、标准化地体现和落地执行。例如，敏感性皮肤管理项目在遵循相关共识指导原则的前提下，设计举例如下：

项目设计举例

当前需求/皮肤状态	医院的治疗	皮肤管理原则	项目设计关键词	建议
□敏感肌 □经皮水分丢失率高 □潮红、红斑 □角质层含水量低 □不耐受化妆品 □干燥、脱屑 □瘙痒 □刺痛	药物治疗 强脉冲光及射频 红光和黄光治疗	温和清洁	清水洁面 氨基酸类洁面 宜用温水洁面 洁面次数不宜过多 禁止去角质	优先氨基酸类、表活类产品 避免磨砂膏、果酸类产品
		舒缓保湿	安全性，临床验证 精简成分，低刺激性 屏障修复 保湿封闭	胶原蛋白、神经酰胺、透明质酸、牛油果油等
		冷镇定处理	冷喷 冷感、冰感产品湿敷 冷超、冷导入	
		严格防晒	避免日晒 防晒ABC原则	早期遮蔽性防晒为主
		健康教育	避免物理因素刺激 避免化学因素刺激 避免或警惕医源性 　因素刺激	避免长时间暴露过热、过冷的温度环境 避免滥用清洁用品、化妆品 避免外用刺激性药物、糖皮质激素、化学换肤及某些激光治疗

舒敏镇定管理：▶低刺激卸妆；▶温和洁面（清水洁面或是盐水滴冲）；▶湿敷加冷喷（湿敷方式二选一：①生理盐水做成纱布，②胶原蛋白敷贴）；▶冷导仪镇定导入透明质酸或胶原蛋白原液一支10~20分钟；▶全脸照光（红光或黄光）10~15分钟；▶肩颈放松；▶防护指导（选用合适护肤品，防晒）*避免面部手法过度揉搓，避免清洁过度擦拭

美容门店把皮肤管理品项化、标准化的意义在于：

1. 根据皮肤专家专业的皮肤管理指导意见落地执行，提升专业性。

2. 品项的标准化就是尽可能地将相关操作步骤进行细化、量化和优化。这意味着每个护理品项的操作流程都有一系列统一的标准，可以有效地帮助美容师按照统一的标准完成操作，从而确保护理品项的质量，节省时间，提高效率。

3. 美容门店把求美者每次护理的项目根据标准化流程进行记录，结合皮肤监测，可以长期跟踪关注皮肤管理的效果，形成专业数据，用大数据反推项目的专业性与合理性，适时进行调整。

4. 利用品项标准化可以更好地进行美容师的培训带教，避免出现"一个项目卖所有求美者"的不专业情况。做到真正在合理护肤原则下搭配仪器、产品和操作手法，形成标准，避免错误护理的损伤刺激。

● 用好功效性护肤品

就像上文提到的，皮肤科医生是以疾病为"主线"，从问题皮肤中寻找解决方案，以皮肤护理为"副线"，配合使用功效性护肤品。而美容门店是以皮肤护理为"主线"，配合使用功效护肤品。从这个角度说，皮肤管理 = 皮肤管理项目 + 精准护肤咨询服务 + 护肤品销售。

从业者需要知道，进入美容门店的求美者当下的皮肤问题是不是不当护肤造成的？美容门店使用的护肤品是否适合求美者？是否会造成损伤？对于生活美容从业人员，皮肤管理的"武器"是功效性护肤品，而不是药，更不是治疗、仪器的操作等医疗行为。

求美者在皮肤科对皮肤问题进行治疗以后，大多数医生无法持续在护肤品使用方面做好随访跟踪。而一部份求美者很大概率上会走出皮肤科，来到美容院。所以，生活美容从业人员要学习好功效性护肤品的相关知识，熟悉常用的功效成分，关注求美者的家居护肤品使用习惯。

功效性护肤品的使用是皮肤管理非常重要的部分，是美容皮肤科完善皮肤健康管理的"最后一公里"。生活美容从业者可借助"皮肤管理护肤品及护肤习惯问卷""皮肤管理家居护肤品搭配表"（举例如下），帮助求美者正确使用护肤品，纠正错误的护肤习惯，为求美者打造健康合理的个性化护肤方案，在一定程度上为求美者提供更好的皮肤健康诊后教育，这才是生活美容从业者应该做好的工作。

皮肤管理护肤品及护肤习惯问卷

个人护肤习惯

1. 隔离/防晒使用频率：□不擦 □每周 2~3 次 □每周 7 次
2. 粉底彩妆使用频率：□不擦 □每周 2~3 次 □每周 7 次
3. 卸妆产品为：□卸妆水 □卸妆油 □卸妆乳 □眼唇卸妆 □卸妆湿巾
4. 卸妆产品使用频率：□不单独卸妆 □每周 2~3 次 □每周 7 次
5. 洁面产品为：□皂基类洁面 □氨基酸类洁面 □其他洁面
6. 洁面的使用频率：□晚上回家后洗 □有时忘记洗 □早上+晚上
7. 洁面后擦干毛巾类型：□纸巾/化妆棉 □一次性洁面巾 □毛巾（脸部专用）
8. 爽肤水使用：□喷雾式 □倒在手上轻拍 □化妆棉擦式 □湿敷次数
9. 精华使用频率及用量：□早上+晚上 □早中晚 □黄豆大小 □1角硬币大小
10. 乳液/霜用量：□早上+晚上 □早中晚 □黄豆大小 □1角硬币大小
11. 隔离/防晒使用量：□黄豆大小 □蓝莓大小 □1角硬币大小
12. 面膜频率：□不用 □每周 1~2 次 □每周 3~4 次 □每天都用
13. 面膜后续：□不洗 □洗掉后正常护肤 □有时洗掉后忘记护肤
14. 痘痘处理方式：□不挤 □用手挤或抠掉 □棉签 □粉刺针
15. 去角质产品：□果酸化学换肤类 □磨砂膏、死皮膏物理摩擦 □泥膜类 □洗脸刷、洗脸仪
16. 其他护理习惯：□热喷蒸脸 □热敷/冷敷 □家用面部导入仪 □刮痧拨筋

半年内使用的护肤品

卸妆产品：□1: _____ □2: _____ □3: _____ □4: _____
洁面产品：□1: _____ □2: _____ □3: _____ □4: _____
爽肤水/柔肤水/精华水：□1: _____ □2: _____ □3: _____ □4: _____
精华类：□1: _____ □2: _____ □3: _____ □4: _____
乳液/面霜类：□1: _____ □2: _____ □3: _____ □4: _____
眼霜：□1: _____ □2: _____ □3: _____ □4: _____
面膜类：□1: _____ □2: _____ □3: _____ □4: _____
特殊护理类：□1: _____ □2: _____ □3: _____ □4: _____
外用药膏药品类：□1: _____ □2: _____ □3: _____ □4: _____

皮肤管理家居护肤品搭配表

清洁		产品/成分推荐	护肤习惯&注意事项
敏感性皮肤	□温和清洁	□氨基酸类表活	
	□分区清洁		
痤疮皮肤	□控油清洁	□水杨酸类洁面	
	□毛孔角质清洁	□某些特定皂基复配体系	
	□分区清洁		
干性皮肤&干性敏感性皮肤	□温和清洁	□氨基酸类表活	
	□分区清洁		

护肤（保湿/营养）基础	产品/成分推荐	护肤习惯&注意事项
水	□透明质酸	
精华	□神经酰胺 □依克多因	
乳液	□多元醇类	
面霜	□甘油、尿囊素 □燕麦 β-葡聚糖	
面膜	□透明质酸 □胶原蛋白	

精准专业		产品/成分推荐	护肤习惯&注意事项
精简舒缓修复屏障损伤	□抗炎、抗敏	□甘草酸二钾 □红没药醇 □丹皮酚	
	□舒缓	□积雪草苷 □马齿苋	
	□修复	□泛醇 □蓝铜肽 □胶原蛋白	
水油平衡菌群炎症	□水油	□透明质酸 □胶原蛋白	
	□抑菌	□壬二酸 □水杨酸	
	□控油		
	□抗炎		
美白淡斑淡化色素	□美白	□维 C	
	□淡斑	□熊果苷	
	□炎症性色沉	□维 A 酸 □氨甲环酸	
	□色沉	□烟酰胺	
面部抗衰	□抗老	□视黄醇 □维 A 酸	
	□细纹	□肽类	
	□弹力紧致		
眼周抗衰	□眼周老化		
	□黑眼圈		
其他个性化需求	□红血丝		
	□潮红、红斑		
	□毛发养护		

防护		
防晒	□通勤防晒 □户外防晒	
隔离		
彩妆		

● 生活美容从业者要持续接受继续教育

生活美容行业因为进入的门槛较低，从业人员的专业能力参差不齐，看起来简单的皮肤护理，很多人可能做得并不好，甚至有些从业者眼中的皮肤护理就等同于清洁补水，"不需要什么技术含量，也不需要什么专业知识"。殊不知，简单的洁面在不同的皮肤类型和不同的皮肤状态时也是有所区别的。

这就对生活美容从业人员提出了更高的要求。目前，有很多继续教育平台、行业会议或专业医生开办的课程等，为生活美容从业人员提供了学习的机会。只有通过不断地学习皮肤生理学，学习功效性护肤品，学习无创皮肤检测的相关知识，学习皮肤护理专业操作等，才能更好地做好生活美容从业者的本职工作。

第 11 章　眼部及唇部的皮肤管理

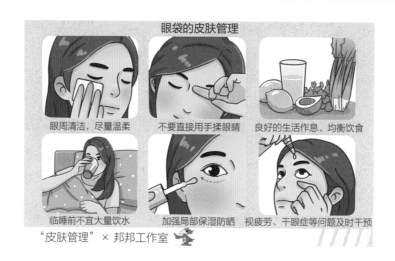

眼袋的皮肤管理

眼周清洁，尽量温柔　　不要直接用手揉眼睛　　良好的生活作息、均衡饮食

临睡前不宜大量饮水　　加强局部保湿防晒　　视疲劳、干眼症等问题及时干预

"皮肤管理" × 邦邦工作室

　　俗话说得好，眼睛是心灵的窗户，透过一个人的眼睛可以看到内心。特别是新冠肺炎疫情以来，面部大部分皮肤和器官被口罩遮挡，最直观可见的就属眼睛了。眼周皮肤薄嫩，只有 0.35 毫米左右，常完全裸露在环境中而不像躯干皮肤有衣物的遮挡，周围环境中的温度、湿度等都会对眼周皮肤产生影响，像春天的柳絮、夏日的蝉虫、秋天的红叶、冬季的白雪，想想很美，却可能诱发各种眼周皮肤问题，敏感、干燥、红斑、脱皮……再看看"劳模"眼轮匝肌带来的影响。有数据统计人每天的眨眼次数达 2.4 万～2.8 万次，再加上眼周的皮脂腺及汗腺分泌量较少，各种因素的叠加使得细纹毫不留情地爬上眼角。多数人出现的第一条皱纹就是眼角皱纹，这也是衰老开始的标志。

　　眼周的皮肤管理首先要做好补水、保湿、防晒，再者需要淡化色素，最后通过抗氧化和除皱来达到年轻化的目的。产品成分尽可能简单明确，对于透明质酸、类人胶原蛋白等大分子物质来说，虽然和人体皮肤正常成分接近，但其品质和渗透是关键。针对眼周色素沉着，可使用含左旋维生素 C、曲酸、熊果苷等成分的美白型眼霜来淡化。而一些胜肽等活性物质可能对改善眼周细纹有帮助。

　　唇部是下面部最主要的器官，唇部的外形美观程度甚至影响了一个人的颜值高低。除了形态，唇部的色泽也是对颜值有较大影响的。唇部皮肤的结构和功能相对特殊，所以清洁、保湿、防晒这些基础护肤对唇部也同样重要。

　　总之，眼周和唇部的皮肤管理与其他部位皮肤不同，需要差别对待，小心呵护，并要针对个体差异来精准管理。

眼袋的皮肤管理

● 眼袋的形成原因和类型

面部外观衰老常常是面部曲线逐渐增多并加深的过程，眼袋的形成就是其中很重要的一个表现，让疲惫和老态尽显无疑。一般认为，随着年龄的增长和重力持续作用，下睑皮肤越来越松弛，眶隔膜支持力下降，使眶隔膜逐渐脱垂，并且眼轮匝肌的张力下降，泪沟加深，呈新月形或半月形，下睑眶隔脂肪形成囊袋状膨出，这就是所谓的眼袋。有部分人在下睑缘睫毛下方从内眦至外眦有一圆形凸起，这并不是眼袋，而是"下睑睑板前隆起"，也就是许多年轻女性偏爱的"卧蚕"或称"眼苔"，是下睑重要的美学标志之一。

眼袋形成的两大主因包括遗传和老化。眼袋的产生和年龄有一定关系。在婴幼儿、儿童及青少年期，因为皮肤组织的关系，极少出现眼袋；进入中青年期，眼袋逐渐显现。女性在 25 岁开始就可能出现眼袋，45～50 岁人群多数存在轻重不一的眼袋。眼袋目前有年轻化趋势。很多年轻人有不良的生活习惯，如熬夜，无节制地玩手机、电脑，用眼过度，美妆产品的刺激等，均可能导致眼周皮肤提前衰老。眼袋不只是美观问题，严重者可以引起眼睑松弛性外翻，结膜暴露，并发角膜炎、白内障等。

按照形成原因，眼袋主要分为以下五种类型：

1. 单纯眼轮匝肌肥厚型：多为遗传因素，其特点是靠近下睑缘处呈弧形连续分布，并高于一般人眼轮匝肌厚度的隆起，皮肤并不松弛，多见于年轻人。

2. 单纯皮肤松弛型：为下睑及外眦部皮肤松弛，无眶隔松弛和眶隔脂肪膨出，下睑出现皱纹，多见于 36～50 岁的青中年人。

3. 下睑轻度膨隆型：主要是眶隔脂肪先天过度发育，导致眶隔脂肪膨出，下睑隆起，多见于 17～36 岁的青年人。

4. 下睑中度膨隆伴皮肤松弛型：主要表现为眶隔内脂肪组织增多，同时存在皮肤、眼轮匝肌松弛，下睑有明显的松垂、臃肿，多见于 45～65 岁的中老年人。

5. 皮肤松弛伴眶下缘凹陷型：眶周筋膜结构松弛或脂肪膨出，主要表现为下睑臃肿而眶缘内下侧有一弧形凹陷。

误区一：眼袋就是皮肤松弛造成的

事实上，眼袋是由多种因素综合作用造成的。如果治疗仅仅是将皮肤提紧，那么眼袋在短时间内还可能复发；如果过度提紧皮肤，则会造成下睑外翻。虽然眼袋治疗中皮肤提紧是十分重要的步骤，但综合提紧才能取得良好的矫正效果。

误区二：治疗眼袋就是去除脂肪

眶隔脂肪有其正常的生理功能，其主要功能是保护眼球。之所以膨隆形成囊袋样外观，主要是因为眶隔膜的张力减退所致，也有人认为部分亚洲人眼袋形成的原因是脂肪量过多。对于不同类型的眼袋要区别对待，如膨隆状外观的眼袋要适当去除部分脂肪；而轻度膨隆状、颊睑沟明显的求美者，可将脂肪填充于颊睑沟处。如果去除脂肪过多，会造成下睑凹陷，显得外观更加衰老。

误区三：护肤品能治疗眼袋

如果眼袋早期时而明显、时而不明显，那么适当使用具有抗衰功效的眼霜等，加强润肤保湿，改善局部血液循环，对防止眼袋加重有一定作用。眼袋是组织结构发生改变造成的，一旦眼袋长期显现，逐渐加重，这时候用护肤品来矫治是徒劳的，最佳办法是通过医疗美容手段改善。

● 眼袋如何做好皮肤管理

◆ 日常护理

1. 眼周清洁时尽量轻柔。尽量依据眼周皮肤纹理和肌肉走向轻轻按摩，避免手法不当而加重皱纹，也不要用粗糙发硬的毛巾直接搓揉。

2. 不要直接用手揉眼睛，很多病毒感染正是通过眼部黏膜途径入侵的。

3. 良好的生活作息、均衡饮食、适当锻炼和积极乐观的情绪，对于皮肤尤其是眼周皮肤十分重要，因为局部微循环和新陈代谢离不开整体健康，不良情绪会加重眼袋等眼周问题的发生。

4．临睡前不宜大量饮水，否则次日有可能暂时性体液堆积而产生"功能性眼袋"。

5．如果有视疲劳、干眼症等问题，应及时干预，人工泪液、玻璃酸钠滴眼液、蒸汽眼罩等有助于缓解不适。长时间盯着屏幕会影响正常泪液分泌及泪膜形成，建议用眼半小时左右应适当休息。

◆ 皮肤护理

建议使用成分和配方温和的眼霜及眼部精华，尽可能避免刺激性成分，加强局部保湿、防晒，对于减缓眼周衰老至关重要。

◆ 治疗

无创或微创治疗主要是合理应用声光电技术等，对眼袋可起到一定的改善效果。

1．按摩导入：可以加速眼袋的血液循坏，起到改善作用。

2．射频消融：根据热效应原理引起皮肤及皮下组织纤维隔收缩，增强治疗部位的血液循环，加快脂肪组织代谢。

3．激光溶脂祛眼袋：借助激光溶脂仪器，通过微小切口，利用激光的热效应和光效应，破坏脂肪细胞，去除眼袋内的多余脂肪，达到改善眼袋的目的。

4．眼部热玛吉：通过单级射频，在保护好眼球的前提下将能量作用于合适深度，刺激胶原增生而起到紧致效果。

眼袋手术矫治的原则是去除部分多余的眶隔脂肪，缩紧眶隔膜，增强其支持力，缩短眼轮匝肌以提高其张力，去除多余皮肤以消除皱纹。由于眼袋的表现有不同的形式，所以手术方式也各不相同。对于术式的选择，需要由专业医生评估后确定。

1．如果眼袋表现以膨隆状外观为主，皮肤组织张力尚可，可以采用结膜面入路（内切口）进行矫治。此方法创伤小，外观没有痕迹，但也有其局限性，只对相对年轻，单纯眼部脂肪过多的求美者有效。

2．如果年龄较大，有肌肉皮肤组织松弛，就要通过下睑缘切口入路进行治疗。此术式创伤较大，但效果确切可靠，是目前常用的矫治方法。

3．对于膨隆外观明显、泪沟较深的求美者，近年来多采用将多余的脂肪"变废为宝"填充于泪沟处固定。有经验的医师还可以通过固定技术再造"卧蚕"，恢复眼部的青春活力。

黑眼圈的皮肤管理

● 黑眼圈的形成原因和类型

随着社会节奏的加快和生活方式的改变，丰富多彩的夜生活、繁重的工作压力、长期使用电子产品……让不少人都过早地出现了黑眼圈，"熊猫眼"成了一种现代流行病。

黑眼圈位于双侧眶周，呈环形，外观颜色较正常皮肤相对深。它是一种复杂的面部美容问题，由多种病因引起。根据临床表现的不同，黑眼圈可分为色素型、血管型、结构型和混合型四类。

1. 色素型黑眼圈：主要是由于真皮黑素细胞增多症、过敏性及接触性皮炎等导致的炎症后色素沉着，也有些是先天性因素所致，如有些南亚、东南亚人天生眼周色素过深。上下眼睑均可出现，可绕眼眶一周，颜色从褐色、棕色到黑色不等。如果用手撑开眼周皮肤，色素型黑眼圈不会发生颜色上的深浅变化。

2. 血管型黑眼圈：是中国人最常见的类型，主要由于鼻炎、睡眠不足、眼睛疲劳、内分泌失调、贫血等导致的眼周血液循环瘀滞，还原血红蛋白比例增高，或下睑皮肤菲薄和透明化，使得其下的血管清晰可见，呈蓝色、粉色及紫色外观，有些会伴有眶周皮肤的水肿。按压或绷紧局部皮肤时，因为血管封闭或皮肤变薄，会发生颜色变化。

3. 结构型黑眼圈：为骨性流失、脂肪萎缩下移、眼轮匝肌变薄等原因形成，眼袋和泪沟凹陷等问题常同时存在。这些凹凸的皮肤表面轮廓在光照时产生阴影，从而形成结构型黑眼圈。

4. 混合型黑眼圈：合并存在上述 2~3 种黑眼圈类型。

● 黑眼圈如何做好皮肤管理

◆ 日常护理

1. 眼周皮肤十分菲薄、娇嫩，皮肤附属器结构不完善，要尽可能避免外界刺激。环境中的刺激物、成分复杂的化妆品都可能对局部皮肤造成伤害，如一些非正规渠道购买的睫毛膏，当清洁不到位时即容易发生问题。

2. 当出现结膜炎、睑缘炎等局部炎症时，应积极治疗，以减少炎症后色素沉着的发生。另外，要警惕眼药水、眼药膏等引起的过敏或刺激，如用于治疗青光眼的前列腺素衍生物，也有美容机构用于增长睫毛，但可能留下局部色素沉着，导致"药物性黑眼圈"。如果患有鼻炎、内分泌疾病等需规范诊治，避免这些局部或全身性因素对眼周皮肤的影响。

3. 熬夜、长时间用眼等可影响眼周皮肤正常新陈代谢，血液循环不畅引起局部水肿，日积月累导致肤色暗沉不均，故应保证良好的睡眠，避免长时间使用电子设备。

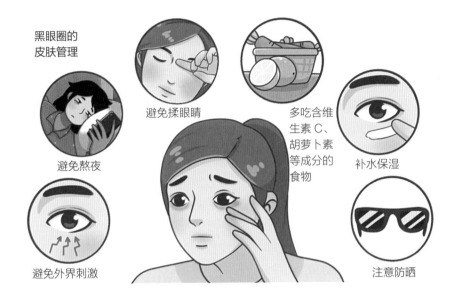

黑眼圈的皮肤管理

避免熬夜

避免揉眼睛

多吃含维生素 C、胡萝卜素等成分的食物

补水保湿

避免外界刺激

注意防晒

4. 摩擦也是促进黑色素增生的元凶，医学上有一种称为"摩擦黑变病"的皮肤病。这也是为什么有些部位如大腿根部、肘膝的皮肤容易发黑，因这些部位容易受到衣物摩擦或反复压迫等刺激，导致黑色素沉积增多。所以不要总揉眼睛，既传播病菌，还易损伤皮肤，加重黑眼圈。

5. 多吃含维生素 C、胡萝卜素等成分的食物，有助于改善上皮代谢和眼周老化。

◆ 皮肤护理

1. 补水保湿：皮肤表面的含水量一定程度上决定了外观的光泽度、细腻度。根据季节和肤质变化，可适当调整眼周护肤品的使用。春夏季由于温、湿度较高，适合比较清爽的乳液。秋冬季环境湿度下降，必须强化保湿润肤，特别干燥时单用甘油、透明质酸等吸湿剂可能是不够的，需换成或叠加使用含锁水成分的霜剂。

2. 防晒：紫外线对眼周老化的影响显而易见，一年四季都要做好防晒，包括眼部等特殊部位，可随身携带一副有良好防紫外线功能的墨镜。眼周可使用专门的防晒产品，以减少对眼周皮肤的刺激。

◆ 治疗

1. 外用药物：①氢醌一般要使用5~7周后才显效。主要机制是抑制黑素细胞 RNA 和 DNA 合成，诱导黑素细胞退化并破坏黑素细胞，不良反应有红斑、鳞屑、胶样粟丘疹、指甲变白、炎症后色素沉着等，适用于色素型黑眼圈。②维 A 酸制剂一般要使用24周后才显效，主要作用机制是阻止酪氨酸酶转录，促进表皮细胞更替，调节表皮细胞增殖和分化。不良反应有红斑、脱皮、灼烧和刺痛感等。一般从低浓度开始，每晚临睡前外用，逐步建立耐受。适用于色素型黑眼圈。③维生素 K_1：可以治疗微血管病变。适用于血管型黑眼圈。④维生素 E 可减少脂质过氧化，对心血管系统及眼部很有益处，也有减少细纹的作用。适用于血管型黑眼圈。⑤维生素 C 钠是一种维生素 C 的衍生物，可能通过促进胶原产生，增加眼睑真皮厚度、改善血液瘀堵状态来治疗黑眼圈。适用于血管型黑眼圈。⑥多磺酸黏多糖乳膏有类肝素作用，可改善局部微循环并加强保湿。

2. 化学剥脱治疗：是运用1种或多种化学制剂进行可控的皮肤剥脱，通过选用不同的浓度，达到去除表皮或真皮浅层皮损的目的。对于黑眼圈的治疗机制可能是重塑表皮，加速老化角质层脱落和抑制黑色素形成。

果酸是临床较为常用的一类剥脱剂，是一组广泛存在于蔬菜和水果中的有机酸，通过干扰细胞表面的结合力来降低角质形成细胞的粘连性，加速表皮细胞的脱落与更新，同时能使真皮黏多糖增加，胶原纤维增多，弹力纤维密度增加，从而使真皮的厚度增加。浓度选择十分重要，需用中和剂中和。不良反应有局部红斑结痂、炎症后色素沉着或色素减退。适用于色素型黑眼圈。

3. 激光治疗：靶向作用于黑色素的激光包括 Q 开关红宝石激光（694 nm）、Q 开关翠绿宝石激光（755 nm），以及 Q 开关 Nd:YAG 激光（1064 nm）等，一般需要治疗多次。治疗前后一定要严格做好防晒，并加强修复。适用于色素型黑眼圈。

以血红蛋白为靶目标的去红激光可针对眶周血管扩张、增生来起到治疗效果。例如长脉冲1064 mm 激光、595 nm 脉冲染料激光等，但存在局部瘀斑等副作用。适用于血管型黑眼圈。

4. 微针疗法、水光注射等中胚层疗法：是一种利用真空吸引将微针刺入皮肤的真 - 表皮交界处，并同时经由微针孔道导入精华液的治疗技术，可促进皮肤修复，刺激胶原蛋白增生和成纤维细胞活性。适用于色素型黑眼圈及皮肤松弛所致的结构型黑眼圈。

5. 富血小板血浆（PRP）注射：作用原理是血小板中含有及分泌多种生长因子、纤维蛋白、纤连蛋白等，有刺激成纤维细胞增殖及促进胶原释放的作用。副作用为注射后有轻度灼热感，注射后 1~2 周有轻度紫癜，均为暂时性的。适用于色素型和血管型黑眼圈。

6. 自体脂肪及透明质酸注射填充：一般填充在眶部区域的真皮下方、眼轮匝肌上方，有时透明质酸由于丁达尔现象可能会出现局部皮肤发蓝的表现。自体脂肪注射如果操作不当，易出现明显的脂肪肿块。适用于皮肤过薄、半透明化，导致眼轮匝肌、皮下血管丛等结构透过皮肤可见的血管型及凹陷的结构型黑眼圈。

7. CO_2 眶周皮肤注射：作用机制是 CO_2 皮下注射可改善皮肤血液循环，增加毛细血管内血流量，促进血管生成；碎裂溶解眼袋处的脂肪；并疏通淋巴回流，从而改善眼睑水肿。副作用均是暂时性的。适用于色素型及皮肤松弛所致的结构型黑眼圈。

8. 手术治疗：手术方式有经皮肤入路的下睑成形术，可纠正眶隔脂肪假疝、松解泪槽韧带、去除松弛皮肤，从而改善黑眼圈外观。适用于结构型黑眼圈。

9. 中医治疗：传统中医学在黑眼圈治疗上也有很多方法。治疗时需要分型：痰饮阻络型、肝肾阴虚型或瘀血内停型等。外治法有针灸、眼部刮痧和火疗、中药眼部熏蒸等方法。

鱼尾纹的皮肤管理

● 鱼尾纹的形成原因

鱼尾纹指微笑时外眦甚至颞部区域出现的皮肤纹理，随着年龄的增加，在静止时也可出现。鱼尾纹是面部皮肤老化过程中最常见、最早出现的皱纹，同时也是美容治疗诉求最普遍的皱纹。导致鱼尾纹出现的主要因素有：日光照射、氧化作用、皮肤厚度改变、皮下脂肪量减少以及在微笑或斜视时外侧眼轮匝肌收缩。参与鱼尾纹形成的肌肉主要是眼轮匝肌。另外，提上唇肌、笑肌、颧肌也参与了鱼尾纹的形成。

● 鱼尾纹如何做好皮肤管理

◆ 日常护理

对于鱼尾纹的出现，预防才是根本。日常生活中应避免表情过于丰富，如大笑及皱眉、挤眼等动作，否则反复肌肉运动，容易导致眼角细纹的出现。保持充足睡眠、健康饮食等，都有利于预防鱼尾纹的出现。

◆ 皮肤护理

坚持使用品质及安全性较好的眼霜，可给皮肤补充水分及营养物质，避免水分流失，预防皱纹的产生。一些眼膜能给眼周皮肤快速补充水分，缓解疲劳并增强皮肤弹性。

眼周肌肤比较细嫩，涂抹眼霜一定要轻柔，可结合恰当的按摩手法。眼部化妆的女性要选择眼部专用的卸妆产品，避免刺激眼周皮肤。

在眼部疲劳甚至不适的时候，不要戴美瞳或隐形眼镜。

鱼尾纹的皮肤管理

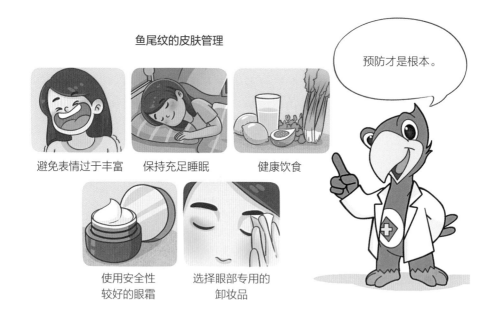

避免表情过于丰富　　保持充足睡眠　　健康饮食

使用安全性较好的眼霜　　选择眼部专用的卸妆品

预防才是根本。

◆ 治疗

鱼尾纹的去除通常分为非手术疗法和手术疗法。非手术疗法又分注射治疗和光电治疗。

1. 肉毒毒素注射：肉毒毒素是一种神经毒素，是由肉毒杆菌在繁殖过程中产生的一种外毒素，目前临床应用最多的是 A 型肉毒毒素。A 型肉毒毒素去除皱纹的机制是：肉毒毒素作用于横纹肌运动终板，抑制神经突触前膜释放乙酰胆碱，阻止神经递质的传递，从而抑制肌肉的收缩，达到去除皱纹的目的。A 型肉毒毒素注射去除或减轻面部皱纹已经被证实是一种简单、安全、有效的方法，常作为矫正面部动力性皱纹的首选方法，对于早期的眉间纹、鱼尾纹和前额水平皱纹均可取得满意的效果，且不良反应少。而对于较深的真皮皱纹，单纯采用肉毒毒素注射除皱则临床效果不明显，需与其他方法配合应用或采用手术治疗。

在注射肉毒毒素去除鱼尾纹时，药物应注射到皮下或表浅真皮层，通过药物的浸润、渗透，达到减少眼轮匝肌收缩作用的目的。避免将药物直接注射到眼轮匝肌内或骨膜表面。注射后 1~7 天即可产生作用，7~14 天达到高峰，4~6 个月内肉毒毒素逐渐代谢分解，除皱效果逐渐消失，故需定期补充注射。

2. 透明质酸填充：透明质酸是一种酸性黏多糖，是皮肤水嫩的重要基础物质，本身也是人体的一种成分，具有特殊的保水作用，是目前发现的自然界中保湿性能最好的物质，被称为理想的天然保湿因子。它可以润滑关节，调节血管壁的通透性，调节水、电解质扩散及运转，促进创伤愈合等。透明质酸能储存水分，增加皮肤容积，让皮肤看起来饱满、丰盈、有弹性。针对较深的静态皱纹，用透明质酸注射填充除皱效果好，还能补充皮肤水分。注射结束后可正常活动，很少发生排异等副作用，但有个别病例发生血管栓塞的报道。

3. 强脉冲光：强脉冲光作用于皮肤组织，产生光热作用和光化学作用。其发出的 500~1200 nm 的光波部分被胶原纤维吸收，在皮肤深层组织中引起轻微的炎性反应，诱导纤维组织产生损伤修复过程，刺激胶原母细胞转化为成纤维细胞，并刺激成纤维细胞分泌活性，分泌新的胶原纤维和弹力纤维。另外，强脉冲光作用于皮肤后，使皮肤深部的胶原纤维和弹力纤维重新排列，恢复弹性，达到消除或减轻面部皮肤皱纹的效果。最常见的不良反应是一过性红斑，通常持续 2~48 小时；其他不良反应包括结痂、红肿、水疱、紫癜、渗液、瘢痕、接触性皮炎等，极少数深肤色患者可能出现色素减退或色素沉着。

4. 点阵激光：点阵激光是目前应用广泛且效果比较理想的非手术除皱方法。其原理是点阵激光产生的微小激光光束作用于皮肤，产生阵列样排列的微治疗区，这些区域内胶原的凝固和收紧诱导长期的创伤愈合过程，从而导致皮肤收缩、皱纹减少。

剥脱性点阵激光包括点阵 CO_2 激光和点阵铒激光，两者在治疗参数的选择上略有不同，后者作用更表浅。采用点阵 CO_2 激光治疗眶周皱纹时，微治疗区的密度控制非常重要，密度过高会导致全层皮肤热损伤，导致瘢痕形成和出现色素沉着。另外，眶周皮肤相对菲薄，选择点阵激光的能量不宜过大，避免治疗后出血较多。治疗参数的选择应遵循较低密度、较高能量的原则。非剥脱性点阵激光损伤更小，恢复期更短，但疗效也要弱一些，需要更多的治疗次数。

5．射频：射频是一种高频交流变化的电磁波，是介于声频与红外频谱之间的电磁波，包括高频、超高频及特高频类电磁波。皮肤及皮下组织中的带电粒子在电磁波的作用下振荡摩擦并产生热能，达到一定温度后，真皮胶原纤维会发生即刻收缩和变性，并继发持续的胶原新生和重塑，同时增强组织新陈代谢，使真皮层的厚度和密度增加。射频除皱主要针对前额水平皱纹、眉间纹、鱼尾纹及面颈部皮肤的松弛下垂。射频对皮肤组织的加热较激光均匀而持续，可作用于真皮全层。目前，在面部年轻化治疗中以单级射频效果最明显，如眼部热玛吉，根据韧带的支撑点做定点提升，加强关键部位的提升力。其次为微针射频和点阵射频，而双极射频效果较弱，家用美容仪中的多级射频本质上也是双极射频的一种，更多考虑操作的简便和安全性。

射频除皱具有以下优点：安全性高、无创或微创、疗效稳定、保持时间比较长、不良反应小、患者治疗后不需要休息等，特别适合轻度浅表皱纹的去除，治疗效果随治疗次数增加而更加明显，相较点阵激光不容易引起色素沉着，更适合于亚洲黄种人的皱纹去除。缺点是治疗费用比较高、治疗次数多、治疗周期长等。

除了以上非手术治疗，还有手术治疗方法，需要根据患者的具体情况，选择不同的术式。

唇部的皮肤管理

● 唇部的结构特点

唇部是面部的重要器官，唇部的光泽和色泽度反映了一个人的精神面貌和身体健康情况。健康的唇部红润，有光泽，湿润度适中，无明显唇纹，边缘清晰。唇部很容易出现各种问题，每天接触的食物以及调味品、唾液、外界环境中的漂浮物（粉尘、花粉等）、唇膏等化妆品，都可能对唇部皮肤黏膜产生刺激或过敏。除了炎症等问题，使唇部发生老化的因素很多，包括遗传、环境、不良生活习惯、基础疾病等。由于解剖位置的影响，下唇容易暴露于日光下，光老化常较上唇明显，光线性唇炎更可能发展为癌前病变。

唇部包含皮肤部分（白唇）和黏膜部分（红唇），其中黏膜部分又包含干红唇和湿红唇。湿红唇黏膜是口腔黏膜的组成部分，内部延伸到口腔前庭远端，在中线形成褶皱，称为上唇系带。唇部丰富的血供及角质层缺失是红唇呈现红色的原因。红唇与白唇的交界线称为唇红缘，其中上唇唇红缘由于上唇提肌的牵拉出现唇峰和唇谷，从而呈现弓形，因而也被称为"丘比特弓"。唇部从外向内分别为表皮、真皮、皮下组织、口轮匝肌、黏膜下组织及黏膜层。白唇的真皮层含皮脂腺和毛囊，黏膜下含小唾液腺。唇部皮下脂肪不明显，皮肤和黏膜几乎直接与肌肉相连，从而使口周皱纹更加明显。

● 唇部如何做好皮肤管理

◆ 日常管理

避免食物、口红等接触物的刺激。芒果、菠萝等热带水果容易引起口周的接触性皮炎，而有些食品或物品中的添加剂等成分也可能成为"元凶"，比如添加了香精的湿巾、含有薄荷脑的唇膏；过辣、过烫及含酒精等的刺激性食物会造成唇部黏膜损伤；部分口周皮炎和含氟牙膏有关，避免接触到口周皮肤或更换不含氟的牙膏。

唇部干燥时不能用舌头舔。很多人喜欢用舌头舔嘴唇，特别是在冬季以及换季时，想以此来缓解唇部的干燥感。其实不然，唇部皮肤会陷入越舔越干的恶性循环。唾液中除了含有水分之外，还含有淀粉酶、溶菌酶、过氧化物酶、黏液蛋白、

唇部的皮肤管理

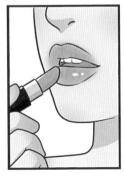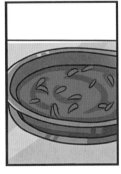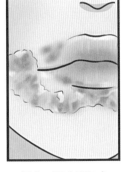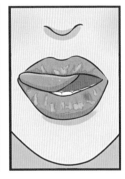

| 避免食物、口红等接触物的刺激 | 过辣、过烫等刺激性食物会造成黏膜损伤 | 部分口周皮炎和含氟牙膏有关 | 唇部干燥时不能用舌头舔唇部 |

磷脂、钠、钾、钙、镁等物质。舔嘴唇后，水分会蒸发到空气中，其他的物质就留在了嘴唇上。唇部皮肤外界渗透压升高后会倒吸收皮肤内的水分，皮肤会越来越干，加上唾液中含有的消化酶、细菌等也会刺激或诱发皮肤炎症反应。有一种称为"舌舔唇炎"的疾病在儿童和青少年中并不少见。所以，无论是舔、吸吮还是咬嘴唇，这些不良习惯非但不能带来"俏皮"，反而会伤害嘴唇，引起"翘皮"。

◆ 皮肤护理

1. 清洁：唇部卸妆尽量使用眼唇部专用的卸妆产品。卸妆时，动作轻柔，切忌反复大力摩擦。在没有唇炎或敏感的前提下，日常偶尔去死皮、贴唇膜问题不大，的确会有焕然一新的感觉，只是要掌握好"度"，毕竟唇黏膜部本身没有角质层，比其他部位皮肤更娇嫩。

2. 保湿：唇部皮肤更需要做好保湿。涂抹具有滋润功效的唇膏，常见成分有矿油、矿脂、甘油、尿囊素等传统吸湿剂和封闭剂，以及霍霍巴油、鳄梨油等植物油。轻柔涂抹，常规一天两次，进食、饮水之后补涂。使用修容类唇膏前可先用保湿修复的唇膏打底。每天保持正常的饮水量，做好身体内部"补水"，有利于皮肤黏膜的正常代谢。

3. 防晒：除了防晒伞、防晒帽、防晒口罩等硬防晒措施，还可以使用带有防晒系数（SPF 15）的唇膏。尽可能选择刺激性小的成分，减少对唇部皮肤的伤害。

◆ 治疗

1. 唇炎：唇炎是发生于唇部炎症性疾病的总称，主要表现为唇部干燥、起皮、结痂、瘙痒、疼痛、糜烂、结痂、渗液等，严重者可诱发恶性病变。根据病程分类有急性唇炎和慢性唇炎，根据病因分为接触性唇炎、日光性唇炎等。症状比较轻微的唇炎可在家中自行处理，如出现糜烂、渗出、脓性分泌物等问题，一定要前往医院就诊，选择皮肤科或口腔黏膜科。

舌头舔唇部或用手撕扯死皮只会加重唇炎的症状。唇部保湿有助于加速唇炎愈合，如泛醇（维生素原 B_5）有很好的修复保湿功效，结合甘草类抗炎成分，对减少复发也有帮助。当红肿、瘙痒等过敏症状明显或反复不愈时，还是要及时求助于专科医生。

2. 老化：唇部及口周衰老是一个缓慢而渐进的生理过程，由外至内各层次发生的机制大致如下：①皮肤表皮细胞的周转率逐渐降低，其中角质形成细胞的黏附下降，胶原蛋白和弹性蛋白减少，皮脂腺分泌逐渐减少，导致脱屑增快、皮肤干燥、皮肤松弛下垂、口周细纹等变化。②随着时间和重力影响，深层和皮下脂肪垫萎缩并向下移位，进一步导致口角下垂、鼻唇沟加深。③肌肉逐渐萎缩并松弛。④上颌骨随骨质吸收出现缩短及后退，导致各层软组织的支撑减弱。

衰老是松弛下垂和容量丢失的过程，故唇部年轻化治疗的主要目标是提升与容量补充，往往需要通过注射、手术、光电 3 种治疗手段实现。唇部及口周年轻化需要根据求美者的年龄、性别、气质、皮肤状态、硬组织轮廓基础以及本人的诉求综合设计，充分利用上述的治疗方法制订序列治疗。比如很多人尝试通过透明质酸注射打造水润饱满的"嘟嘟唇"，这不仅仅涉及医学问题，还需要结合美学整体考虑，生搬硬套有可能适得其反。对于唇部发黑、暗沉，用文绣手段来营造"红唇"也需慎重，文出来的红唇虽然好看，但会掩盖其他疾病在唇部的表现，一定要了解可能的风险并充分评估。

3. 全身状况对唇部的影响：消化道、内分泌等系统性疾病会对唇部健康带来明显影响，如果患有各种慢性疾病，应及时规范诊治。一些维生素、微量元素缺乏会引起口角炎、舌炎等。口服异维 A 酸是治疗严重痤疮的常用药，但绝大多数人会产生唇部皮肤黏膜干燥、脱皮，甚至皲裂、出血。这时一定要做好保湿修复，可配合一些滋阴生津的中药茶饮。避免长期熬夜、压力过大、抽烟酗酒，保持均衡饮食和适度运动，做好基础护肤，是唇部乃至全身皮肤管理的健康基石。

第 12 章　毛发保养及头皮管理

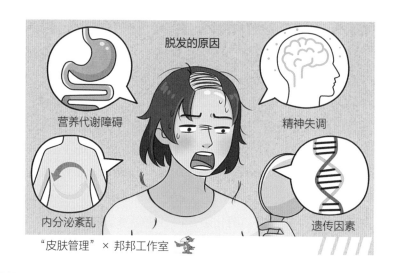

脱发的原因

营养代谢障碍　　精神失调

内分泌紊乱　　遗传因素

"皮肤管理" × 邦邦工作室

随着生活水平的提高，人们对于美好生活的追求越发迫切，毛发的完好与否对于人外观的重要性越发突出。一个是健康问题，一个是美观问题，都关系到一个人的生活质量和生活品味。毛发问题并不仅仅是皮毛问题，它关乎健康，关乎社交，关乎事业的成长和进步。

国家卫健委发布的数据显示，中国有超过 2.5 亿人饱受脱发的困扰，平均每 6 个人中就有 1 人脱发，其中不乏大批中青年人，甚至在当代年轻人心中，"秃"如其来比单身更可怕！越来越多的人加入到"头发保卫战"的队伍中。那么如何护理头皮？平常怎样对头发进行养护？本章就与您聊一聊这件"头顶大事"。

常见头皮及毛发问题

在人体这个小宇宙中，毛发属于皮肤附属器的范畴。通常，毛发疾病不会引起生命危险，但因毛发问题而给人们带来的困扰却不容忽视。

头皮是毛发生长的土壤，由于各种原因引起的头皮衰老可引发诸多美观和健康问题，其中最为突出的就是脱发和白发。

● 头皮也会衰老

◆ 头皮衰老更快

人生在世，新陈代谢，生老病死，这是一种不可抗拒的客观规律。头皮和身体其他部位一样，也会经历一个初发、繁盛和衰老的阶段。

头皮覆盖于颅骨表面，是面部皮肤和颈部皮肤的自然延续。头皮的皮肤厚度通常比面部皮肤要薄。毛囊、皮脂腺密度高，皮脂分泌旺盛，自由基含量也比较高。因此，头皮与身体其他部位皮肤相比，衰老会更快一些。

◆ 头皮衰老类型

根据毛发数量，可将头皮衰老人群分为两类：

脱发人群：由于头皮毛发较少，更多显示出内在和外在衰老的特征。可伴明显日光性弹性组织变性，包括色素沉着、萎缩、毛细血管扩张等。因细胞结构变化、皮肤更薄，头皮部位出现日光性角化病、鳞状细胞癌、黑素瘤的概率明显增加。

非脱发人群：由于头皮有更多毛发覆盖，主要显示出内在衰老的特征，最明显的是毛发变化，比如毛发变细、灰白等。非脱发人群的头皮衰老通常不易觉察，主要表现为头皮苍白干燥、弹性降低、脆性增加及变薄松弛等。

● 脱发

头皮衰老可以导致毛囊中各类细胞新陈代谢活动减弱，营养供给不足，毛囊逐渐进入退行期，毛发就会逐渐稀疏，甚至出现脱发。

误区："脱发"和"脱发病"是一回事

在我们的日常生活中，脱发情况司空见惯。大家首先应该弄明白，"脱发"和"脱发病"不是一回事。

据临床观察，所有正常脱落的毛发都是处于退行期及休止期的毛发。由于进入退行期与新进入生长期的毛发始终处于一种动态的平衡状态，故能维持正常数量的头发。在通常情况下，成年人一天掉 50～60 根头发，皆属正常生理现象。病理性脱发则是指头发异常或过度地脱落。如果每天脱发数量超过 100 根，且持续 2 或 3 个月以上，就属于脱发病，需要尽快就医。

◆ 常见脱发有哪些类型

脱发的原因有很多，比如内分泌紊乱、营养代谢障碍或精神失调、遗传因素等，也可以继发于其他疾病。还有部分患者的病因不清。常见脱发有以下几种类型：

1. 雄激素性脱发：中老年男性多发，为常染色体显性遗传。

2. 神经性脱发：精神紧张、忧郁、恐惧或严重失眠等均可导致神经功能紊乱，毛细血管持续处于收缩状态，毛囊得不到充足血液供应，而头皮位于人体的最顶端，因而头发就更容易脱落。精神因素还会严重影响头发的生长周期，使头发生长周期缩短，出现脱发现象，导致早秃。

3. 内分泌性脱发：当机体发生内分泌功能异常时常出现脱发现象，如产后脱发、更年期脱发等。

产后脱发主要是由于生育前后女性体内雌激素水平发生剧烈变化所致。在怀孕期间，女性体内雌激素水平明显升高，刺激头发一定程度地增长。而在分娩之后，雌激素水平急剧下降，就会出现相应脱发症状。产后脱发常发生在分娩后 2～6 个月，呈弥漫性，常先出现在头皮前 1/3 处。产后脱发多为一种暂时生理现象，多数人会逐步恢复正常。

4. 营养性脱发：毛发是身体状况的外在表现，机体营养不良和新陈代谢异常可引起发质和发量改变，严重营养不良甚至可能导致弥漫性脱发。

5. 物理性脱发：引起脱发的物理性因素主要包括机械性刺激和接触放射性物质。

6. 化学性脱发：肿瘤患者使用抗癌药物，或因患病长期使用庆大霉素、别嘌呤醇、硫脲嘧啶、苯妥英钠、阿司匹林、吲哚美辛、避孕药等药物，均可引起脱发。洗发剂、烫发剂、染发剂等美发产品也是引起脱发的原因。经常烫染头发，以及使用对头发有破坏性的化学用品，如定型泡沫及染发剂等，都有可能导致头发脱落。

7. 感染性脱发：各种病原体感染是毛发疾病的常见病因，主要包括细菌、病毒、真菌、螺旋体、寄生虫等感染，尤其是头癣引起的脱发，目前依旧可见许多小朋友患病。

8．症状性脱发：某些系统性或局部疾病可伴发脱发。

9．先天性脱发：发育缺陷所引起的头发完全缺失或稀疏，患者常见头发稀疏、纤细，或出生时头发正常，不久后开始脱落减少。

10．季节性脱发：通常在夏季容易出现脱发，因为夏季温度高、毛孔扩张；秋冬季气温下降、毛孔闭合，脱发现象就很少发生。

专家课堂

　　为什么老年人的头发越来越少？在我们生命的每时每刻，毛发都处在生长或休止的周期性变化之中。毛发的周期性变化常常会受到年龄、病理、生理等因素的影响。年轻人的毛发生长期较长，休止期较短，头发就比较茂盛。而进入老年阶段，毛发的生长期逐渐缩短，休止期越来越长。于是，就出现了"白头搔更短、浑欲不胜簪"的情形。

　　人到中年或中年以后，多数人毛发开始减少、变细或变白。但是也有少数人 50 多岁了，头发还像 30 岁时那样多。这种情况多数与"祖宗保佑"有关，而与后天的护发努力没有直接关系。

◆ 什么是斑秃

斑秃是一种常见疾病，可发生在任何年龄，以 30～40 岁中年人居多，有时也可发生于少年儿童，男女发病率大致相当。

1．发生原因：许多斑秃患者在发病前可有精神创伤和精神刺激史。患者常于无意中发现，或者被他人发现有脱发现象。多数患者没有自觉症状，少数病例可在发病初期，患处出现轻度疼痛、瘙痒或其他异常感觉。精神压力过大、过度紧张、长期失眠是成年人斑秃发病的主要原因，而少年儿童发生斑秃则主要和挑食、偏食、肠道寄生虫感染所导致的营养缺乏有关。

目前普遍认为，斑秃是一种具有遗传素质和环境激发因素的自身免疫性疾病。具有遗传素质的个体在各种外界因素的共同作用下，促发一种以 T 淋巴细胞为主的自身免疫反应。这是一种我们所不期待的"异常性反应"，由于它主要的攻击对象是毛囊，因此就可能引起临床上的急性脱发。

2．主要表现：斑秃的典型表现是突然发生的斑状脱发，脱发斑多呈圆形或椭圆形，大小不等。可以单独发生，也可以多处发病。斑秃的皮损主要见于头发，也可累及胡须、眉毛、睫毛、阴毛、腋毛以及体毛。脱发斑边界清晰，皮肤外观基本正常，通常无明显自觉症状，少数患者可有轻度瘙痒或紧绷感。另外，有部分斑秃患者可伴发指（趾）甲病变，如点状凹陷、点状白甲和甲纵嵴等。

◆ **什么是雄激素性脱发**

1. 发生原因：雄激素性脱发俗称"谢顶"，是一种具有遗传倾向的脱发病。国内流行病学调查显示，雄激素性脱发患者中有家族遗传史者占 53.3% ~ 63.9%，其中父系家族发病率明显高于母系家族。雄激素在雄激素性脱发的发病过程中发挥着关键作用，其他原因还有毛囊周围炎症、生活压力增大、紧张和焦虑、不良的生活和饮食习惯等。

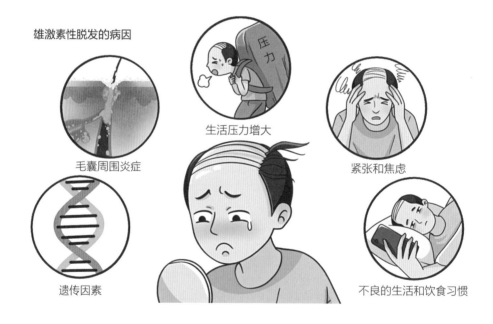

雄激素性脱发的病因

生活压力增大

紧张和焦虑

毛囊周围炎症

遗传因素

不良的生活和饮食习惯

2. 发病年龄：雄激素性脱发的发病年龄差距很大。有明确遗传史的患者其发病年龄倾向于早发，并且脱发进展较快。女性患者随着年龄增加，发病率也随之增加。女性患者可以在青春期后任何年龄发病，但以绝经期后更为多见。男性患者则常在青年期或青少年期发病，30 岁男性发病率为 30%，50 岁时达到 50%，60 岁时可达到 57%。

3. 主要表现：男性患者长相通常很"经典"，也称为男性型脱发。通常从前额两侧开始，头发密度下降，头发纤细、稀疏，逐渐向头顶延伸，额部发际向后退缩，前额变高，形成"高额"，前发际线呈 M 形；或头发从头顶部开始脱落，逐渐累及前额部头发。也有患者表现为前额和头顶部头发同时脱落，但这种情况很少见。脱发呈渐进性发展，额部和头顶部脱发可以相互融合。病情严重者，仅在枕部及两颞残留少量头发。脱发区皮肤光滑，可见纤细的毳毛样发，皮肤无萎缩。常伴有头皮油脂分泌增加，但脱发数量、病情轻重与皮脂分泌多寡并无直接关系。

女性型脱发患者主要表现为头皮中央毛发进行性减少和变细，少部分表现为弥漫性头发变稀，但前发际线一般不受影响。男性型脱发和女性型脱发的最大区别在于，男性患者会出现发际线后移，而女性患者一般不会。

● 白发

在人的生命周期当中，出现白发是一种常见现象。毛发变白其实质是毛发内黑素颗粒减少。头皮衰老可以促使毛囊黑素细胞内氧化应激反应发生，进而引起毛囊黑素细胞退化和凋亡，最终导致毛发变灰、变白。

1．发生情况：出现白发是头皮衰老的一种直观表现，其发生与年龄及个体差异有关。有资料显示，高加索人头发变白年龄为（34±9.6）岁，非洲人为（43.9±10.3）岁。通常情况下，有50%的人在50岁时会出现超过50%的灰白头发。

2．主要表现：白发可分先天性白发和后天性白发两种类型。先天性白发往往有家族史，需要进行专门的检查和诊断。后天性白发则包括青少年白发和衰老性白发两种情况。

青少年白发俗称"少白头"，出现在青春发育期，可能和精神紧张、营养元素缺乏有关。多数人到了 30 岁之后，白发会逐渐消失。但也有少数人可以持续发展到老年阶段。衰老性白发和头皮衰老直接相关。通常人过了 35 岁，就可能有白发出现。到了五六十岁，白发会逐渐增加，呈现出白发苍苍的模样。

3．病情判断：判断白发严重与否，其标准是白发数量是否达到全部头发数量的 1%。一般人发量平均为 10 万根，1% 为 1000 根。白发数量少于1000 根属于轻微白发，而多于1000 根则属于严重白发。

4．应对策略：人过了 40 岁出现白发通常不需要治疗。如果属于"少白头"，则需要注意休息，增加营养。可以考虑多食用高维生素、高蛋白质、坚果类、高锌食物等。

误区：多吃黑芝麻能乌发

在老百姓中一直存在以色补色、以形补形的说法，很多人认为多吃黑芝麻能够乌发，这种说法科学吗？其实，黑芝麻之所以是黑色的，是因为含有一种植物性黄酮类物质，它与皮肤黑素细胞分泌的黑色素不是一种成分。就算吃再多的黑芝麻，也不能帮助体内黑色素的生成，所以它并没有乌发作用。

● 毛干老化

毛干老化是指毛发在内在衰老和外界风化因素共同作用下，变得脆弱，逐渐被磨损与撕裂。

在头皮衰老过程中，由于活性氧攻击上皮细胞，可产生大量基质金属蛋白酶（matrix metalloproteinase，MMP），MMP 能够降解组成毛干的重要成分——角蛋白，使得毛干完整性遭到破坏，从而导致毛干老化问题。主要表现为发梢开叉、缺少光泽、枯黄、粗糙、干燥、变细、易断等现象，尤其是在头顶、发缝、发旋等光暴露部位更为明显。

● 常见头皮问题

1. 头皮干燥脱屑、油脂分泌过多：头皮衰老可导致头皮部位皮肤屏障功能受损，内部水分及营养物质流失，头皮容易干燥、脱屑。同时，与头屑相关的马拉色菌释放出刺激性不饱和脂肪酸，导致头皮微生态异常，进而引发油脂分泌过多等症状。

2. 头皮变薄、松弛：人到老年，都会出现头皮松弛现象。研究发现，真皮主要是由成纤维细胞和细胞外基质组成。细胞外基质的主要成分是提供韧性的胶原纤维和提供弹性的弹性纤维。而这两种纤维成分都是由成纤维细胞分泌产生的。在衰老过程中，由于胶原蛋白流失，纤维碎片化，功能成分减少，成纤维细胞的生成能力下降，最终导致真皮变薄，出现头皮松弛现象。

3. 头皮瘙痒、炎症：头皮内部和外部衰老因素均能导致炎症因子累积，进而促发毛囊、皮脂腺内皮脂氧化，影响邻近部位毛囊干细胞的微环境，使其产生微炎症，细胞活性降低甚至凋亡，从而出现头皮干燥、瘙痒等症状。

4. 皮肤肿瘤的发生：头皮衰老是各类皮肤肿瘤发生的主要原因。脂溢性角化病、色素痣、皮脂腺痣是常见的良性皮肤肿瘤，发生在头皮部位可以导致毛发减少。

日光性角化病为常见的癌前病变，由紫外线长期照射引起，常发生在脱发患者的头皮部位。脱发患者头皮部位的常见恶性肿瘤主要有基底细胞癌、鳞状细胞癌、黑色素瘤、血管肉瘤等。

毛发疾病的光电疗法

随着科学技术的迅速发展，出现了许多新的光电治疗手段，其中一部分设备可以帮助解决头皮和毛发问题。

● 斑秃的光电疗法

斑秃的光电疗法主要包括 308 nm 准分子激光、非剥脱性点阵激光、低能量激光灯等，具有操作简单、安全有效的特点。当与其他治疗手段相结合时，可以显著提高斑秃的治疗效果。

◆ 准分子激光

308 nm 准分子激光是一种中波紫外线光源，其治疗斑秃的机制可能与诱导 T 淋巴细胞凋亡和抑制细胞因子有关。

有学者报道，采用 308 nm 准分子激光治疗斑秃患者 10 例，取得了较好疗效。每例患者将头部皮损分为左、右两个部分。治疗组：右侧皮损接受 308 nm 激光治疗，初始剂量为 50 mJ/cm^2，每周 2 次，以后每周增加 5 mJ，连续治疗 12 周。对照组：左侧皮损内注射糖皮质激素，每 4 周注射 1 次。结果显示，8 例患者完成治疗，治疗组 6 例患者有大约 50% 的头发长出，对照组中仅 3 例患者有头发长出，并且治疗组头发数量、直径均高于对照组。

专家提醒

采用 308 nm 准分子激光治疗斑秃时，应注意几个问题：

✓ 治疗斑秃时，影响疗效的主要因素是激光照射剂量。治疗前，应先在患者腹部进行紫外线生物剂量测定，并以测定的最小红斑量[①]作为激光照射剂量的起始量。每周治疗 2 次，随后根据患者红斑持续时间，确定下次治疗所需的照射剂量。

✓ 不同患者对激光的耐受性不同，需要的照射剂量也不相同。比如，Ⅲ 型皮肤所需照射剂量为 600～2300 mJ/cm²，Ⅱ 型皮肤所需剂量则为 300～700 mJ/cm²。

✓ 如果患者对紫外线敏感，在使用 308 nm 准分子激光治疗时可能出现潜伏期短、反应强、持续时间长等不良反应。此时，建议选择其他类型激光。

◆ **点阵激光**

点阵激光主要是通过点阵式光热分解作用，刺激皮肤胶原蛋白收缩与增生，以达到嫩肤、修复瘢痕等作用，主要用于治疗瘢痕、消除皱纹和色斑。有学者采用 CO_2 点阵激光治疗斑秃，取得了一定疗效。具体方法为：激光照射功率为 15～25 W，照射能量为 7.5 mJ，点阵覆盖率为 2.89%。建议采用高能量、低密度方式，在脱发区做点状烧灼，照射时间 0.05 秒，每 2 周 1 次。照射后对皮损部位进行 15 分钟的冰敷降温。

有学者认为，采用点阵激光联合米诺地尔酊、复方甘草酸苷治疗斑秃，效果会更加明显。

◆ **二极管激光**

二极管激光器也称半导体激光器，是一种以半导体材料为工作物质的激光设备。其输出的光波波长可涵盖从红外线到可见光的范围。曾有皮肤科医生用二极管激光照射治疗斑秃，取得了一定效果。具体方法为：使用 904 nm 红外二极管激光器针对 1 处患病区域，激光脉冲为 40 脉冲 / 秒，平均功率为 1.2 mW，持续时间约 5 秒。治疗周期建议为每周 1 次，4 次为一疗程。

---

① 最小红斑量（minimal erythema dose，MED）指能产生肉眼所见最弱红斑所需的紫外线照射时间或剂量，它有助于了解皮肤对所接受的紫外线的敏感程度。

● 雄激素性脱发的光电疗法

◆ 低能量激光

低能量激光指的是波长范围为 500～1100 nm、能量为 1～4 J/cm^2 的激光。据临床观察，低能量激光治疗雄激素性脱发具有一定疗效。有学者采用 7、9、12 束 635 nm ± 5% 的激光和 12 束 655 nm ± 5% 的激光梳治疗雄激素性脱发，均取得了较好疗效，并且两者疗效对比没有明显差异。

尽管雄激素性脱发的发病与性别、年龄有很大关系。但是，使用激光梳或者激光生发帽治疗雄激素性脱发，其疗效与患者的年龄、性别却没有什么关系。

低能量激光治疗雄激素性脱发的机制可能为：改善毛囊周围组织的血液循环，刺激血管增生；增加三磷酸腺苷的生成，刺激转录因子的产生，促进新陈代谢和血液循环，从而促进毛囊细胞增殖。

◆ 红光照射

红光疗法是采用一种特殊设备产生红色波段的可见光，通过光化学作用来治疗疾病的一种方法。目前，各大医院皮肤科已广泛应用红光照射来治疗脱发病、带状疱疹、痤疮等皮肤病，并取得了较好效果。

红光的生物作用主要是光化学作用，而不是温热效应。红光治疗可以加速伤口和溃疡的愈合，促进毛发生长和骨折愈合，加速受损神经再生，因而在临床上用于治疗多种疾病，其中就包括脱发病。

毛发疾病的特色疗法

多年来，我国医务工作者在长期临床实践中总结出了一些特殊治疗方法，用于治疗各种毛发疾病。

● 针刺疗法

针刺疗法是我国传统医学的瑰宝。采用针刺疗法治疗脱发性疾病有一定效果。

◆ 斑秃

取穴：百会、四神聪、头维、生发（风池与风府连线中点）、安眠、合谷等。血热风燥证、气滞血瘀证患者用泻法，加刺曲池、太冲穴；气血两虚证、肝肾亏虚证患者用补法，加刺足三里穴，留针 20 分钟，隔日针刺 1 次，10 次为一疗程。

◆ 雄激素性脱发

主穴：百会、头维、生发；配穴：翳明、上星、鱼腰、丝竹空、四神聪、安眠。每日 1 次，每次选穴 5~8 个，交替取穴，手法根据虚者补之、实者泻之的原则，采用补法或泻法，或平补平泻法。每次留针 20 分钟，隔日针刺 1 次，10 次为一疗程。

或者针刺风池穴：局部消毒后，选用 28 号 2 寸毫针，向对侧风池穴刺入 1.5 寸，得气后留针 20 分钟。或针刺脱发区：选取 28 号 1.5~2 寸毫针，局部消毒后，在脱发区边缘自 12 点处向 6 点，自 3 点处向 9 点，做十字交叉沿皮横刺，局部有胀痛后，留针 20 分钟。

专家提醒

在进行针刺治疗时，应避开血管，以防止出血现象发生。在进针时应有触电感，疼痛明显或针尖触及坚硬组织时，应退针而不宜继续进针。有自发性出血倾向或因损伤后出血不止的患者，不宜针刺。皮肤有感染、溃疡、瘢痕的部位，不宜针刺。过度劳累、饥饿、精神紧张的患者，不宜立即针刺，需待其恢复后再治疗。体质虚弱患者，刺激不宜过强，并尽量采用卧位。针刺治疗 6 小时内，皮损部位应保持干燥、清洁，预防皮肤感染。

● 梅花针疗法

梅花针又名七星针，是我国传统医学中的一种多针浅刺疗法。目前，梅花针多用于治疗斑秃、白癜风、带状疱疹神经痛等皮肤病。

◆ 作用原理

祖国医学认为，在正常情况下，人体的五脏六腑、四肢百骸等各有其不同的生理功能，并且相互关联，共同维持着一种相对平衡的生理状态。这种有机配合主要是通过人体经络系统来实现的。一旦病邪侵入人体，就可以通过经络传入脏腑；相反，脏腑有病也可以通过经络反映到体表。

梅花针疗法就是通过刺激人体某一部位，以达到调整机体功能、治疗疾病的目的。虽然所刺部位不一定是经穴，但是由于十二经脉、十五别络以及皮部络脉的络属关系，故刺激这些部位同样可以达到良好效果。梅花针治疗斑秃等疾病，其疗效产生主要是通过皮部经脉、经络与内脏互相沟通协调来实现的。

◆ 操作方法

对脱发区进行常规消毒后，用梅花针从脱发区边缘开始，呈螺旋状向中心区域轻轻叩刺。注意动作轻柔、协调，根据患者耐受程度选择力量的轻重，至皮损处出现轻微渗血即可。每 3 天 1 次，30 天为一疗程，持续治疗 2 个月。此外，梅花针治疗雄激素性脱发也具有一定疗效。

● 局部封闭疗法

封闭疗法简称"局封"，是一种由局部麻醉演变而来的治疗方法。封闭疗法的具体过程是将局部麻醉药物和激素类药物的混合液注射于患处部位。成人斑秃的皮损多比较局限，局部封闭治疗是一种较好的方法。

注意应将药液注射到皮损的真皮深层或皮下脂肪层上方，每隔 0.5 ~ 1 cm 注射 0.1 ml，4 ~ 6 周 1 次。曲安奈德浓度为 2.5 ~ 10 mg/ml，其中头皮和眉毛、胡须处分别用 5 mg/ml 和 2.5 mg/ml，每次注射最大总剂量为 20 mg。为了缓解疼痛，注射之前可外涂局部麻醉药物。

● 微针疗法

微针疗法的作用原理是用滚针打开皮肤屏障，开辟透皮通道，使活性成分到达真皮而发挥作用，同时局灶损伤及修复效应、深层机械刺激效应、胶原再生和重塑效应也可发挥一定作用。近几年，有多位学者报道采用微针治疗斑秃，取得了明显疗效。

◆ 作用原理

据推测，微针治疗斑秃的机制可能为：直接刺激毛囊乳头和隆突区的干细胞，激活毛囊干细胞，促进毛发生长；在表皮造成大量细小孔道，引起皮肤组织微损伤，促进血小板源性生长因子、表皮生长因子聚集在毛囊部位；微针可以直接刺激毛囊，促进毛囊周围的血液供应。

◆ 操作方法

对毛发稀疏或脱发部位进行常规消毒，局部麻醉，采用 4in-1 型微针进行治疗，微针治疗深度为 1～2 mm，每次 2～3 遍，每 3 周 1 次。同时外用 5% 米诺地尔，每次 1 ml，每天 2 次。

● 毛发移植

目前，对于毛发稀疏、脱发等疾病，毛发移植是一种见效快、疗效持久、较为理想的治疗手段。毛发移植是将先天性对雄激素不敏感部位（通常为枕部）的毛囊分离出来，然后移植到脱发部位。通过这种方式移植后的毛囊大多可以长久存活。

◆ 适应证

1. 瘢痕性脱发：首选自体毛发移植术，若瘢痕较小，可以考虑皮肤整形，将瘢痕缩小，再进行毛发移植。

2. 雄激素性脱发：先用药物控制油脂分泌后，再考虑进行自体毛发移植。

3. 症状性脱发：在治愈原发病 6 个月后，若仍未见新发长出，可考虑毛发移植。

◆ 手术分型

毛发移植适用于脱发级别Ⅳ级以上、药物治疗无效、枕部有足够毛囊供移植的患者。目前，主要有毛囊切取移植术和毛囊抽取移植术两种手术方式。前者需要先切取皮瓣，再分离毛囊，发生瘢痕的风险较高；后者采用环钻抽取毛囊，创伤较小，几乎不留瘢痕。

◆ 治疗效果

对某些病情顽固的重症患者，药物治疗效果很差，此时若具备相关条件，可以考虑通过毛发移植解决问题。脱发患者在进行移植后，通常毛囊可长期存活。但植发前后仍需要口服或外用药物，以维持脱发区非移植毛发的生长状态。

● 美塑疗法

美塑疗法源自法国，由 Michel Pister 医生于 1952 年创造，并应用于临床，主要是通过局部皮下导入药物达到治疗目的。美塑疗法操作简单、创伤小、起效快，用于头皮抗衰具有较好的效果。

例如，将肉毒毒素、富血小板血浆等注射到头皮，以改善头皮微环境，促进毛发生长。此外，头皮部位注射维生素 C、谷胱甘肽等抗氧化成分，复合氨基酸、矿物质等营养成分，咖啡因、三肽 -1 铜等保护毛囊成分，可以起到抗氧化、促进微循环、抑制 5α- 还原酶活性、保护毛囊等作用。

头皮护理和毛发保养

● 头皮护理

◆ 头皮护理的意义

头皮护理的实质是一个正确洗头发的过程。那么每隔数天进行一次的洗头其意义何在呢？

1. 头皮护理能够增强头发弹性和韧性，使得头发蓬松而丰满，可以衬托出肌肤的透明感，瞬间提升人们的颜值。

2. 定期进行头皮护理，可以改善头皮部位新陈代谢，防止出现脱发、白发等问题。

3. 头皮和其他皮肤一样，处于一个持续的新陈代谢过程中。从基底层定期产生细胞，细胞不断分裂；经过棘细胞层和颗粒层，变成角质细胞；到了皮肤表面后，继续守护皮肤一段时间，随后变成皮屑脱落，完成和新生角质细胞的交替。如果疏于对头皮的护理或者未能正确地打理，就可能导致角质屑、油脂等污垢聚集，影响头皮组织新陈代谢，进而产生脱发、白发等问题。

◆ 头皮护理内容

1. 头皮清洁：目的是清除头皮部位堆积的角质屑和油脂，一般宜选择专用、温和安全的洗护产品，顺着发线到头顶方向，层层翻开涂抹，并用手指轻轻揉搓，再用热毛巾包住放置 10 分钟，以有效清洁头皮表面和毛孔。

2. 头皮按摩：清洁保湿之后，适当进行头皮按摩，可以舒缓头皮，促进血液循环和营养吸收，减少脱发，延缓毛发变灰、变白，抑制油脂过度分泌。

3. 头皮护理：含有咖啡因、柠檬酸、烟酰胺等成分的护理产品可以抑制油脂分泌，改善头皮屏障功能，促进微循环，起到延缓头皮衰老的作用。将护理产品在手掌内摊开，均匀涂在头发上，用保鲜膜包住，等待 30 分钟后再清洗，让头发充分吸取营养。

另外，某些西药、中药以及保健品等口服也可以延缓头皮衰老。如含人参皂苷、锯叶棕提取物、植物甾醇的产品，可通过抗炎、抗氧化、抗雄激素等作用促进头皮年轻化。

◆ 应用防晒产品

头发的存在可以保护头皮免受紫外线的损害。但是，紫外线无处不在，而毛发间存在许多间隙，不可能将紫外线完全阻断，并且因为头皮衰老所致的毛发稀疏、脱发等，也会使头皮更多地暴露于紫外线之下，因此采取适当的遮光防晒措施是很有必要的。

遮光防晒主要分为物理防晒和化学防晒，前者如遮阳帽、遮阳伞、物理遮光剂，后者如发用防晒剂以及其他具有防晒功效的护发产品。一些天然植物成分如芦荟、海藻、沙棘、黄芪、银杏也具有吸收紫外线功能。此外，还可以通过添加抗氧化剂、烟酰胺、β 胡萝卜素等药物来对抗头皮光老化。

● 毛发保养

◆ 导致毛发问题的不良习惯

日常生活中有多种不良习惯可导致脱发等毛发问题产生，看看你中招了多少？

1. 睡眠不足：因为工作紧张、生活压力加大，或者因为玩手机、游戏、社交活动等熬夜，长期睡眠不足，身体持续处于高负荷状态，导致人体免疫力下降，诱发多种疾病。同时，头皮抵抗力也会下降，产生各种毛发问题。

2. 高油高盐饮食：油脂和食盐的过多摄入会刺激头皮代谢加速。油脂分泌过多会影响毛囊的正常生长环境，导致脱发。

3. 饮酒、吸烟：吸烟可引起血液循环功能下降，血液携氧能力减弱，进而导致毛囊供血减少，提前进入休止期，使非常规脱发增多。过量饮酒时，酒精进入人体转化为乙醛，直接影响人体内蛋白质生成，最终"叫停"毛囊生长发育，引起毛发疾病。

4. 洗头简单粗暴：许多男性为了省事，经常在洗脸的同时随意选择洗面奶、沐浴露或者肥皂来洗头。如此简单粗暴的洗头方式不仅不能养发、护发，还会对头发造成二次伤害。

5. 发用定型产品使用不当：发用定型产品会损害头皮屏障功能，增加头皮敏感性。染发、烫发不仅会伤害毛囊、发根，还可能引起接触性皮炎，出现脱发、断发、刺痛、瘙痒等症状。

◆ **毛发保养内容**

无论男女老少，都希望拥有一头乌黑光亮的秀发，毛发保养很有必要。

1. 正确洗头：不要频繁洗头，每周 2 ~ 3 次即可。洗头时，不要用力拉扯头发。水温在 30 ~ 40 ℃为宜。

2. 正确梳头：选用宽齿木质或角质梳，或不容易产生静电的塑料梳。顺头发自然下垂方向分段梳理：分段是指先梳理远端发梢段，再梳理近端发根附近头发，避免毛发打结。可坚持定期梳头，使头皮得到按摩，改善血液循环，促进新陈代谢，保证毛发健康。

3. 尽量避免或减少烫发、染发次数：烫发水（冷烫精）和大部分染发剂中含有某些有害物质，如频繁使用，可使头发干燥无光、发"毛"不柔滑、缠绕易打

毛发的保养

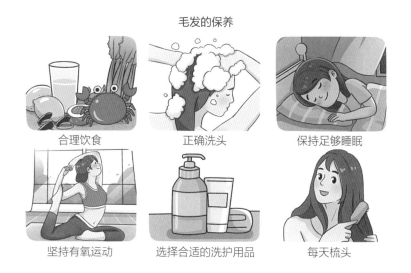

合理饮食　　　　正确洗头　　　　保持足够睡眠

坚持有氧运动　　选择合适的洗护用品　　每天梳头

结、脆弱易折断。建议染发、烫发间隔时间至少为 3 ~ 6 个月。

4．选择合适的洗护用品：油性发质可选择无硅油洗发水，干性发质选择滋润型洗发水。

5．避免长时间游泳：在公共泳池中含有用于杀菌的漂白粉，对皮肤有刺激作用，长时间接触会使头发干涩，使雄激素性脱发患者的头发更容易脱落。

6．外出时要注意防晒。不要长期看电视、玩电脑，电磁波也会影响内分泌系统，导致脱发。

7．合理饮食，保证足够睡眠，坚持有氧运动，改善身体状态，维护毛发健康。

头皮和毛发的日常管理

毛发出现问题，无论是脱发还是白发，治疗和康复通常都是一个漫长的过程。要解决毛发问题，针对头皮及毛发的日常管理是不可或缺的。

● 饮食管理

脱发的出现、发展或者转归与饮食有着密切关系。对于脱发患者的饮食管理在治疗过程中至关重要。

◆ 脱发患者的饮食建议

脱发病的发生、发展以及头发本身的新陈代谢都与饮食密切相关。因此，合理调节饮食、保持营养均衡十分重要。原则上每日膳食中必须包括 5 大类食物，包括谷类、薯类、干豆类；动物性食品如肉、禽、蛋、鱼、乳等；大豆及其豆制品；蔬菜、水果；动植物油脂、食用糖等。

在斑秃发病过程中，饮食与营养发挥着重要作用，特别是儿童斑秃更是如此。斑秃患者应该多摄入植物蛋白和含铁丰富的食物，如大豆、黑芝麻、蛋类、禽类、带鱼、鲤鱼、虾、花生、菠菜、香蕉、胡萝卜、马铃薯等。适量补充碘元素和维生素 E。要多选碱性食物，如新鲜蔬菜、水果等。

脱发患者应避免烟酒及辛辣刺激食物，如葱、蒜、韭菜、花椒、姜、辣椒、桂皮等，辛辣食物会刺激毛囊、皮脂腺，使皮脂分泌增加，加重雄激素性脱发患者病情；忌油腻、燥热食物（肥肉、油炸食品）；忌过食糖类和脂肪丰富的食物。

◆ 白发患者的饮食建议

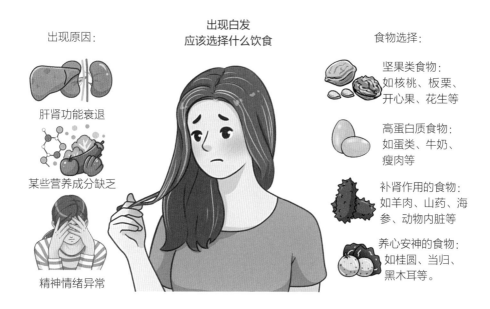

出现原因：

肝肾功能衰退

某些营养成分缺乏

精神情绪异常

出现白发
应该选择什么饮食

食物选择：

坚果类食物：
如核桃、板栗、
开心果、花生等

高蛋白质食物：
如蛋类、牛奶、
瘦肉等

补肾作用的食物：
如羊肉、山药、海
参、动物内脏等

养心安神的食物：
如桂圆、当归、
黑木耳等。

白发的出现主要与肝肾功能衰退、某些营养成分缺乏，以及精神情绪的异常变化有很大关系。因此，建议选择以下食物：各种坚果类食物，如核桃、板栗、开心果、花生等；高蛋白质食物，如蛋类、牛奶、瘦肉等；具有补肾作用的食物，如羊肉、山药、海参、动物内脏等；能养心安神的食物，比如桂圆、当归、黑木耳等。

● 心理疏导和健康教育

◆ 对斑秃患者的心理疏导

斑秃多为突然发生，常影响外貌，患者多难以接受现实，往往表现出焦虑、烦躁等不良情绪。医务人员应向患者讲解斑秃相关知识，介绍成功案例，引导患者积极配合治疗。此病虽然起效较慢，但只要按疗程坚持治疗，多数患者可以治愈。通过心理疏导，帮助患者保持乐观的态度，树立战胜疾病的信心。

临床观察发现，有 34% ~ 50% 的患者可在 1 年内自行缓解。因此，部分患者可以暂不进行治疗，只需要定期随访即可。如果患者治疗愿望较为迫切，则需要根据患者年龄和皮损面积，确定合适的治疗方案。

◆ 对雄激素性脱发患者的心理疏导

雄激素性脱发是一种慢性疾病，是可以治疗的，并且治疗越早，疗效越好；医生也应告知患者，任何药物和治疗手段都不是百分之百有效，且疗效出现可能比预期得要晚，因此要有心理上的准备。

头皮和毛发管理方案

目前，头皮抗衰的主要手段有遮光防晒、毛发移植、美塑疗法以及头皮养护、口服类药物、光电疗法等。

● 毛发疾病防治策略

◆ 斑秃

治疗目标：控制病情进展，促使毛发再生，预防和减少复发，提高患者生活质量。

治疗原则：对单发型或脱发斑数目较少、面积小的患者，可随访观察，或仅用外用药物；对面积较大、进展快者，主张早期积极治疗；对于久治不愈的重症患者，使用假发和发片也是一种选择。

◆ 雄激素性脱发

治疗目标：防止微型化毛囊继续发展，尽最大可能实现微型化毛囊逆转。

治疗原则：控制脱发进一步发展。只要有毛囊存在，就有可能采用药物推进微型化毛囊的正常化进程。对于重症患者，也可选择毛发移植或佩戴假发。

● 头皮和毛发管理流程

脱发是一组病症，每种类型的脱发应选择不同的解决方案。病理性脱发先治疗基础疾病，比如甲状腺功能亢进、头癣、梅毒等，待身体康复，头发多会自行长出。化学性脱发忌用刺激性强的染发剂、烫发剂及劣质洗发用品。物理性脱发勿用易产生静电的塑料梳和塑料头刷；空气污染严重时，戴防护帽并及时清洗头发。营养性脱发需加强营养。雄激素性脱发和斑秃则以药物治疗为主。

◆ 药物治疗

1．斑秃：以局部或全身应用糖皮质激素、外用米诺地尔制剂为主。重症患者可选用一些新型药物，比如 JAK 激酶抑制剂托法替尼、具有免疫抑制作用的他汀类药物、能恢复毛囊免疫赦免作用的他克莫司等。

对小于 10 岁的儿童，可联合 5% 米诺地尔溶液（每天 2 次）和中等强度激素制剂外用。对大于 10 岁的患者，若脱发面积小于 50%，可以采用糖皮质激素皮损内注射。

2．雄激素性脱发：男性型脱发患者可口服非那雄胺，外用米诺地尔制剂；女性型脱发患者可选螺内酯、醋酸环丙孕酮口服，外用米诺地尔制剂。

◆ 光电疗法

1．斑秃：主要包括 308 nm 准分子激光、非剥脱性点阵激光、二极管激光等。

2．雄激素性脱发：主要包括低能量激光和红光照射。

◆ 毛发移植和美塑疗法等

对于各类重症脱发，或其他方法无效时，可以选择毛发移植和美塑疗法等。对病情严重，治疗效果差，或没有治疗愿望的脱发患者，可考虑使用假发、发片，或采用文眉术修补缺失眉毛。

◆ 头皮护理和毛发保养

参见前文相关内容。

第 13 章　激光美容技术与皮肤管理

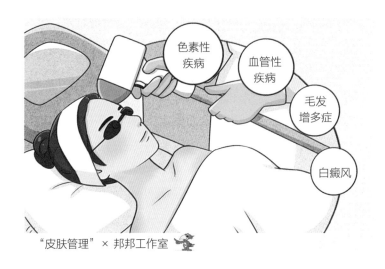

色素性疾病

血管性疾病

毛发增多症

白癜风

"皮肤管理" × 邦邦工作室

随着 1960 年美国物理学家梅曼发明了世界上第一台激光器——红宝石激光器，发出第一束具有应用价值的激光开始，这束神奇之光便照亮了人类文明的诸多领域。激光最早应用于工业、军事、航天、测绘等用途。20 世纪 70 年代后，一些军事激光公司开始研发医用激光，并纷纷成立医学激光部门和医用激光公司，将一些军事激光和工业激光技术下放到医学激光领域。从此，医学激光得到了快速发展。

如今，医学激光技术已如雨后春笋一般层出不穷、推陈出新，经历了一次又一次的更新换代。尤其在皮肤美容领域，激光取得了以往的治疗方法难以达到的疗效，如色素性疾病、血管性疾病、白癜风、毛发增多症等疾病，在激光技术应用以前是非常棘手难治的皮肤问题，而激光技术以其特有的能量方式和特定的波长可以较好地解决。

20 世纪 80 年代以后，射频、光子、超声等非激光技术也在美容领域得到了广泛应用，取得了优良的效果，得到医美机构和求美者的追捧。自此，各种"声光电"手段的组合形成了更广义的"光电美容技术"。所以准确地说，"激光美容技术"指的是以激光为治疗工具的应用于皮肤美容领域的医学技术，但也可以广义地理解为各种"光声电技术"的综合应用。现代的"激光美容中心"通常都会配备激光、光子、射频、超声等多种声光电仪器，根据不同的适应证组合应用。

激光美容基础知识

21 世纪，科技日新月异，以美国、有色列、德国、意大利、韩国等科技强国主导的医用激光科技发展迅猛。我国的激光技术也取得了突飞猛进的发展。皮肤激光从较早的半导体激光、红宝石激光、He-Ne 激光、CO_2 激光、超脉冲激光，发展到翠绿宝石 755 nm 激光、1064 nm/532 nm Nd:YAG 激光、铒激光、308 nm 准分子激光、脉冲染料激光、点阵激光等种类齐全和覆盖面广的一整条医学激光产品线，很大程度上解决了从色素性疾病、血管性疾病、白癜风、皮肤外科治疗（赘生物切除、疣、瘢痕等）、毛发增多症到各类皮肤炎症、皮肤年轻化等多种皮肤问题和美容需求。

● 常见美容激光适应证和代表品牌

如果从应用范围和适应证来划分，可将美容激光大致分为如下几大类：

应用范围	激光器	代表品牌和型号
色素性疾病（祛黑祛黄、各种色斑、太田痣、咖啡斑、文身等）	• 翠绿宝石激光器（波长 755 nm） • Nd:YAG 激光和倍频器（波长 1064 nm、532 nm，其中 532 nm 主要用于祛红） • 红宝石激光（波长 695 nm） • 强脉冲光（也称彩光、复合彩光、光子嫩肤、超光子。波长 500～1200 nm） 注：强脉冲光并非激光，仅用于淡化黑色素，难以真正去除	• 美国 Coherent 公司：维纳斯 Q 开关激光 • 德国 Fotona 公司：Q 开关 Nd:YAG 1064 nm 激光 • 德国 Fotona 公司：Er: YAG/Nd:YAG 激光（4D） • 美国赛诺秀公司：PicoSure 翠绿宝石激光（皮秒） • 美国赛诺秀公司：Q 开关 Nd:YAG 激光（C6） • 美国 Candela 公司：PicoWay 超皮秒（已被赛诺龙公司收购） • 以色列 Lumenis 公司：光子嫩肤（M22） • 美国 Sciton 公司：光子嫩肤（BB 光）
血管性疾病（血管扩张、皮肤潮红、血管瘤等）	• 长脉宽 Nd:YAG 激光和倍频器（波长 1064 nm、532 nm） • 染料激光（波长 585 nm、595 nm） • 强脉冲光	• 德国 Fotona 公司：长脉宽 Nd:YAG 1064 nm 激光 • 美国赛诺秀公司：585 nm 染料激光和 Nd: YAG 激光（Cynergy） • 美国赛诺秀公司：长脉宽 1064 nm 激光 • 美国 Candela 公司：595 nm 染料激光（Vbeam） • 以色列 Lumenis 公司：光子嫩肤（M22） • 美国 Sciton 公司：光子嫩肤（BB 光）

应用范围	激光器	代表品牌和型号
毛发增多症（脱毛）	• 半导体激光（波长 800 nm、810 nm） • 长脉宽 Nd:YAG 激光（波长 1064 nm） • 强脉冲光	• 以色列 Lumenis 公司：半导体激光（Light-Sheer） • 以色列 Alma 公司：半导体激光 • 美国赛诺秀公司：1064 nm 激光 • 美国赛诺秀公司：半导体激光（Vectus） • 美国 Candela 公司：1064 nm 激光（Gentle Pro） • 德国阿司克莱激光技术有限公司：半导体激光脱毛 MeDioStar • 以色列 Lumenis 公司：光子嫩肤（M22）
白癜风	• 308 nm 准分子激光（波长 308 nm） • 308 nm 紫外光（波长 308 nm） 注：紫外光的能量低于 308 nm 准分子激光	• 美国瑞美公司：EX-308 准分子激光 • 美国巅峰公司：XTRAC 准分子激光 • 国产尖峰、吉斯迪、半岛等公司：308 nm 紫外光
皮肤外科治疗、瘢痕修复等	• 铒激光（波长 2940 nm） • CO_2 激光（波长 12 600 nm）	• 德国 Fotona 公司：Er:YAG 激光 • 德国阿司克莱激光技术有限公司：Er:YAG 激光治疗机 MCL31 Dermablate • 以色列 Lumenis 公司：CO_2 激光（Ultra-Pulse Encore）
皮肤年轻化、除皱紧肤	• 铒激光（点阵模式＋微剥脱模式，波长 2940 nm） • 铒玻璃激光（非剥脱，波长 1550 nm、1540 nm） • CO_2 激光（波长 12 600 nm） • Q 开关激光（蜂巢模式，波长 755 nm、1064 nm）	• 德国 Fotona 公司：Er:YAG/Nd:YAG 激光（4D） • 美国赛诺秀公司：PicoSure 翠绿宝石激光（皮秒） • 美国 Candela 公司：PicoWay（超皮秒）

操作医生在选择激光器进行治疗时，一定要认真分析，权衡利弊，找准靶组织和靶色基，再针对性治疗。切勿仅凭激光销售厂家的文案宣传，简单照搬各种激光仪器的治疗范围和疗效。真正专业的激光医生一定要从激光的性能参数和技术原理入手，自己做出准确的判断，充分认识该仪器能实现的治疗效果和可能带来的并发症及修复期；否则，极易造成疗效不满意和术后各种问题，诸如色素沉着、色素脱失、烫伤或灼伤、瘢痕等。

在应用激光技术进行皮肤管理之前，首先需要了解如下几点：不同激光器的穿透深度；根据激光的选择性吸收原理，不同激光器的靶组织是哪些，能量是否可以到达；不同的脉宽、能量密度、脉冲数、发射方式、光斑大小、皮肤冷却模式等参数和性能对疗效的影响以及对安全性的影响。

● 影响激光穿透深度的相关因素

激光的穿透深度与波长、脉宽、能量密度、光斑大小、脉冲数等因素有关。

1. 波长：大多数情况下，排除其他影响，激光波长越长，穿透越深，但这是不准确的经验规律。如 CO_2 激光器的波长为 10 600 nm，但由于汽化和碳化作用明显，影响能量的进一步穿透，导致热传导深度有限。而对于 Q 开关激光器，波长通常和穿透深度呈正相关。1064 nm 穿透最深，695 nm（红宝石激光）和 755 nm（翠绿宝石激光）其次，532 nm 穿透最浅。这也是色素治疗首选 755 nm 激光和 1064 nm 激光的原因。治疗医生需要在黑色素的吸收率以及适当的穿透深度之间取得平衡。

2. 脉宽：指的是单激光束从发射到停止所经历的时间长短。脉宽最短的是 Q 开关激光器，如 C6、皮秒、超皮秒等，用于色素的爆破，脉宽一般在纳秒或皮秒数量级。其次是点阵激光和微剥脱激光，如铒激光、CO_2 点阵激光、超脉冲激光、铒玻璃激光等，脉宽一般在毫秒级和微秒级，主要达到表皮的汽化、热凝和一定的热量传递作用。脉宽较宽的激光器有脱毛激光、治疗血管性疾病的脉冲染料激光、嫩肤激光、理疗类激光等，主要利用激光的热能传递，作用在真皮层或皮下，而非表皮的汽化和爆破作用，脉宽一般在毫秒级。在相同波长的情况下，脉宽越宽，则热传导的深度越深，热凝效果越明显；脉宽越短，汽化和爆破的作用通常越明显。

3. 能量密度：指的是单位面积的能量大小，单位是 J/cm^2。能量密度越大，穿透越深。

4. 光斑大小：光斑越大，穿透越深。

5. 脉冲数：脉冲激光指的是同一束激光束中包含多个子脉冲，子脉冲之间有一定的脉冲延迟时间。脉冲数指的是子脉冲的数量。脉冲激光可以达到更深的穿透，并给皮肤一定的冷却时间，具有更好的安全性。

● 选择性光热吸收理论

1983 年，Anderson 及 Parrish 提出"选择性光热吸收理论"，针对皮肤科的一些重要靶组织和靶色基，详尽分析了不同激光的吸收曲线，对临床使用中激光器的选择提供了非常有利的指导工具。其原理主要是：①光能转化成热，作用于目标组织，并制造出热能；②不同的靶组织和色基，在不同波长的作用下，吸收率不同；③热能引起靶组织的物理性损伤；④目标被免疫细胞清除或通过新陈代谢吸收；

⑤皮肤的靶组织和靶色基主要是血红蛋白、黑色素、胶原蛋白和水。

虽然"选择性光热吸收理论"具有非常好的指导意义，但由于不同组织在皮肤中的深度并不相同，所以我们在选择激光和调整参数时，还需要考虑穿透深度是否刚好达到该组织。同时，由于皮肤中还有其他不需要治疗的正常组织，为了尽量不引起并发症和副作用，我们还需要尽量将能量控制在靶组织内，不扩散或者少扩散至周围正常组织。控制激光的热扩散，主要通过脉宽的调整来改变热弛豫时间（thermal relaxation time，TRT）。热弛豫时间指的是靶组织热量的50%扩散至周围组织所需要的时间。脉宽越宽，热弛豫时间越长。热弛豫时间应与目标靶组织的大小相一致。

● 表皮冷却方法

由于激光作用于靶组织的同时不可避免地会影响到正常组织，尤其是表皮。所以，操作医生往往需要对表皮进行冷却。冷却的方法主要有：

1. 即时接触式冷却：这种冷却方法主要应用在半导体激光脱毛、光子嫩肤和一部分激光嫩肤、血管治疗激光的操作中。半导体脱毛激光和光子的治疗头为蓝宝石晶体，操作时接触皮肤，仪器通过循环水对治疗头进行即时冷却，治疗头在接触皮肤时即时对表皮进行冷却。这种冷却方法非常有效，热传导效率高，可以即时快速地带走热量，避免激光和光子能量对表皮的损伤。

2. 即时风冷：由于大部分激光器的治疗头并不直接接触表皮，无法进行接触式冷却，如 Q 开关色素激光（如 C6、皮秒等）、一部分脉冲染料激光、大部分长脉宽 1064 nm/532 nm 激光、CO_2 激光、308 nm 准分子激光、铒激光和一部分脉冲染料激光等。其中大多数激光器并不需要同步冷却，仅需术后冰敷即可，如铒激光、CO_2 激光、Q 开关激光等，术后进行即刻冰敷（15～30 分钟）即可做到对表皮的保护，防止烫伤。但有一些激光器需要更深的穿透和更长的脉宽，而更长的脉宽同时带来更长的热弛豫时间，造成表皮烫伤的风险加大。例如，脉冲染料激光由于靶组织是较为深层的血管，需要更深的穿透深度和较大的脉宽，这对表皮的冷却要求较高，而此类激光器不便于进行接触式冷却，所以风冷成了较为理想的选择。"风冷"指的是另外配置一台风冷机，用冷空气对治疗部位的表皮进行冷却。临床较常使用的仪器是德国产 zimmer cooler。

3. 即时喷射式冷却：有一些激光器采用同步冷喷技术进行表皮冷却，如 Candela 公司的 755 nm 翠绿宝石激光脱毛仪 GentleLASE Pro-U、Vbeam 595 nm 脉冲染料激光，采用的是 DCD 动态冷喷技术。动态冷喷技术指的是在激光发射的同时，手柄自动喷射冷喷剂，迅速冷却表皮，和激光能量同步。另外，热玛吉射频紧肤采用的也是同步冷喷的冷却方式。这种方式相比风冷，冷却更加同步，保证了在激光发射的同时进行冷却，避免过多过早冷却对靶组织的影响，从而更能保证治疗效果；同时由于使用液体冷喷剂，热传导比气体更加快速有效，但缺点是增加了另一项额外的耗材成本（冷喷剂）。

4. 术后冰敷：无论采用哪种即时冷却方法，激光术后都建议进行适当的冰敷。可使用冰袋，用无菌纱布包裹后冰敷 15 ~ 30 分钟至表皮无烧灼感、刺痛感。冰敷需要间歇进行，以防止冻伤。

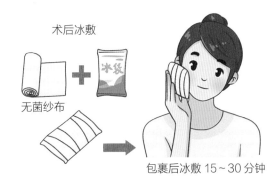

术后冰敷

无菌纱布

包裹后冰敷 15 ~ 30 分钟

总之，医生在使用激光时，需要根据靶组织和靶色基的不同以及位置的深浅，对脉宽、能量密度、脉冲数、频率、脉冲延迟、光斑大小、皮肤冷却模式等复杂的参数，进行精确的调节，才能达到最佳的疗效和最大的安全性。

皮肤激光美容的仪器选择和操作指导

● 色素性疾病（祛黑祛黄、各种色斑、太田痣、咖啡斑、文身等）

◆ 参考仪器

美国赛诺秀公司：PicoSure 翠绿宝石激光（皮秒）
美国 Candela 公司：PicoWay 超皮秒（已被赛诺龙公司收购）
德国 Fotona 公司：Q 开关激光

◆ 操作指导

1. 术前拍照。

2. 根据色素颜色和所在位置的深浅不同，选择合适的设备和波长。位置较深的色素（如真皮深层黄褐斑、太田痣、伊藤痣、真皮层文身等），选择 Q 开关

1064 nm；色素深度相对不深的（如浅层黄褐斑、脂溢性角化斑、晒斑、雀斑等），可选择 Q 开关 755 nm。颜色较黑的色素宜选用吸收峰值较高的 Q 开关 755 nm，红色文身宜选择 Q 开关倍频 532 nm。

3．术前进行治疗部位表面麻醉。

4．清洁，消毒，预先冰敷。

5．患者配戴眼罩，医生佩戴激光眼镜。

6．操作方法和治疗参数：Ⅰ、Ⅱ 型皮肤的肤色很白，吸收的激光能量不高，治疗相对比较安全。需注意的是 Ⅳ、Ⅴ 型皮肤，由于肤色较黑，Q 开关激光治疗有较高的危险性，易破坏正常皮肤，造成烫伤、瘢痕等并发症，治疗能量需降低。Ⅵ型皮肤不建议激光治疗。治疗频率可选择 5~10 Hz，能量密度以能够爆破色素、少伤及表皮为宜。先试打，浅层斑可见轻微爆破，肤色发白；深层斑可见出血点，表皮轻微渗血。操作光斑沿"井"字均匀连续施打。术中需要即刻进行冰敷，防止表皮烫伤。

7．治疗完成，继续冰敷 30 分钟左右。

8．嘱患者 48 小时不要碰水，1 周内严格防晒，可擦莫匹罗星软膏预防感染。如果结痂，不要撕痂。

9．部分患者会在结痂脱落后，出现色素沉着或者色素脱失。色素沉着可以局部使用氢醌乳膏或左旋维生素 C 原液，加快色素褪色。

10．治疗间隔通常 1~2 个月一次，治疗次数需根据具体病情决定。

● 脱毛

◆ 参考仪器

以色列 Lumenis 公司：半导体激光（LightSheer）

以色列 Alma 公司：冰点半导体脱毛

美国赛诺秀公司：半导体激光（Vectus）

美国 Candela 公司：1064 nm 激光（Gentle Pro）

◆ 操作指导

1．术前拍照。

2．根据毛囊位置的深浅不同，选择合适的设备和波长。1064 nm 的脱毛激光穿透较 800 nm 或 810 nm 的半导体激光更深。但由于半导体激光具有更好的表皮冷却效果（接触式冷却），以及更佳的设备稳定性、更长的寿命和更低的耗材成本，应用更为普遍。

3. 术前进行治疗部位的备皮和表面麻醉。

4. 清洁，消毒。

5. 患者配戴眼罩，医生佩戴激光眼镜。

6. 操作方法和治疗参数：以半导体激光为例，能量密度建议 $20 \sim 25$ J/cm^2。肤色较深的，能量密度应调低。第一次治疗应将能量调低，第二次以后，毛发逐渐稀疏，能量密度可逐渐提高。

（1）操作前在治疗部位均匀涂抹冷凝胶（建议预先冷藏）。

（2）开启治疗头冷却，触摸治疗头，确认冷却已经开启。

（3）从较低能量开始，先试打，确认安全后逐渐调高能量。

（4）操作时需要尽量将治疗头压紧皮肤，发射激光后，停顿 $1 \sim 2$ 秒，以冷却表皮。

（5）相邻光斑重叠 1/4 为宜。

（6）治疗部位操作一遍，勿重复。

（7）治疗终点以皮肤轻微发红、毛发可见自然脱落，或用镊子夹取可取出毛发为宜。

（8）治疗时，助手可辅助，用冰袋即刻冰敷。

7. 治疗完成，继续冰敷 30 分钟左右。

8. 嘱患者 24 小时不可碰水，1 周内严格防晒。

9. 部分患者会出现色素沉着，尤其在光斑重叠的位置。可以局部使用氢醌乳膏或左旋维生素 C 原液，加快色素褪色。

10. 由于毛发的生长周期为 $25 \sim 45$ 天，建议治疗间隔 1 个月一次，通常 $4 \sim 6$ 次为一疗程。

● 皮肤年轻化、除皱紧肤

◆ 参考仪器

德国 Fotona 公司：Er:YAG/Nd:YAG 激光（4D）

美国赛诺秀公司：PicoSure 翠绿宝石激光（皮秒）

美国 Candela 公司：PicoWay（超皮秒）

◆ 操作指导

以德国 Fotona 公司：Er:YAG/Nd:YAG 激光（4D）为例。

1. 术前拍照。

2. 术前进行治疗部位的备皮和无须表面麻醉。

3. 清洁，消毒。

4. 患者配戴眼罩，医生佩戴激光眼镜。

5. 操作方法和治疗参数：Fotona 4D 的操作步骤分为 4 步，分别是 Smooth、FRAC3、Piano 和 Superficial。分别作用在不同的深度和组织，达到三维立体、整体改善的效果。

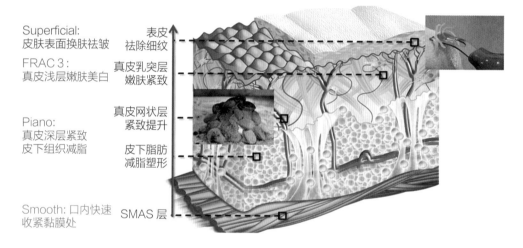

（1）第 1 步：Smooth（铒激光口腔内黏膜收紧）

波长：2940 nm，脉宽：250 ms 脉冲串，光斑：7 mm，参考能量密度：7 J/cm²，可用手具：PS03，作用定位：黏膜及黏膜下层、皮肤。

操作时，用纱布包裹，轻柔翻开口腔，在口腔黏膜的法令纹内侧、口周纹内侧均匀施打。每个光斑 3~5 个脉冲，操作时间 10~15 分钟。非剥脱无创 Smooth 模式"累积加热"刺激胶原蛋白收缩，改善口周组织的松弛与弹性，对法令纹和口周纹效果较好。

（2）第 2 步：FRAC3（短脉宽 1064 nm 激光，白瓷娃娃模式）

波长：Nd：YAG 1064 nm，脉宽：0.1~1.6 ms，参考能量密度：10~35 J/cm²，频率：3~5 Hz，可用手具：R33T（2 mm、4 mm、9 mm），作用定位：真皮浅层及以上皮肤。

操作时，可先用 9 mm 手具，10 J，5 Hz，均匀全脸平扫。再使用 4 mm 手具，30 ~ 35 J，2 Hz，针对色斑逐一爆破。操作时间 15 ~ 20 分钟。操作时注意温控指示灯，红灯闪烁提示温度过高，需暂停。FRAC3 模式利用短脉冲时间和高能量峰值在表皮和真皮层产生高温，迅速穿透到真皮 3 mm，促进 I 型与 III 型胶原蛋白新生，同时具有一定的爆破作用，对中、浅层色素和色斑效果较好。

（3）第 3 步：Piano（长脉宽 1064 nm 激光，深层加热模式）

波长：Nd：YAG 1064 nm，脉宽：超长脉冲串技术 0.3 ~ 60 s，子脉宽 0.6 ms，脉冲间隔 33 ms，可用手具：R33T、R34T，作用定位：真皮深层及皮下脂肪层。

操作时，根据温控指示灯的提示全脸均匀施打。为达到目标温度（40 ~ 42 ℃），可将面部分为若干小区，独立依次操作。操作时间 20 ~ 30 分钟，全脸轻微发红为终点。嘱患者即时沟通体感温度，避免烫伤。Piano 模式通过脉冲串释放，进行组织内热叠加，从而达到深至皮下的皮肤全层热作用，甚至可波及筋膜层的热作用，以实现皮肤的深层紧致与提升作用。

（4）第 4 步：Superficial（铒激光微剥脱或点阵）

波长：2940 nm，脉宽：MSP 100 μs、SP 300 μs、LP 600 μs、VLP1000 μs、XLP 1500 μs，光斑：7 mm，可用手具：PS03、R11，作用定位：表皮及真皮浅层。

操作时，根据患者的肤质，调节所需要的治疗模式和参数。较为敏感的皮肤应将能量调低（0.5 ~ 0.8 J/cm^2），正常皮肤可将能量调为 0.8 ~ 1 J/cm^2，手柄与面部间距 10 ~ 20 cm，激光应与治疗区域垂直。全脸操作一遍，相邻光斑重叠 1/5 左右，勿重复操作。时间约 5 分钟。Superficial 模式通过 VSP 可调脉宽技术对表皮进行精确的微剥脱，减少皮表皱纹，改善皮肤的肤色和粗糙，收缩毛孔，修复痘坑、痘印效果显著。

6. 治疗完成，敷医用面膜 30 分钟左右。

7. 嘱患者 48 小时不可碰水，1 周内严格防晒。如果结痂，不要撕痂。

8. 建议治疗间隔 2 个月一次，配合水光注射效果更佳。

● 光子嫩肤

◆ 参考仪器

以色列 Lumenis 公司：王者风范，M22

美国 Sciton 公司：BB 光

◆ 操作指导

以以色列 Lumenis 公司 M22 为例。

1. 术前拍照。

2. 术前进行治疗部位的备皮，无须表面麻醉。

3. 清洁，消毒。

4. 患者配戴眼罩，医生佩戴激光眼镜。

5. 操作方法和治疗参数：根据不同的肤质和皮肤问题，选择合适的滤波片。

515 滤波片：浅表的色斑和浅表血管扩张，面色潮红。

560 滤波片：深肤色的表皮色素、较大的血管。

590 滤波片：祛红痘印，去黄，淡化中、浅层色斑。

615 滤波片：较深的色斑、深层细纹。

640 滤波片：深层细纹、色斑，毛孔粗大。

695 滤波片：深层细纹、色斑，光子脱毛。

肤色较深的，能量密度应调低。

（1）操作前在治疗部位均匀涂抹冷凝胶（建议预先冷藏）。

（2）开启治疗头冷却，触摸治疗头，确认冷却已经开启。

（3）从较低能量开始，先试打，确认安全后逐渐调高能量。

（4）操作时需要尽量将治疗头压紧皮肤，发射激光后，停顿 1~2 秒，以冷却表皮。

（5）相邻光斑重叠 1/4 为宜。

（6）治疗部位操作一遍，勿重复。

（7）治疗终点以皮肤轻微发红为宜。

（8）治疗时，助手可辅助，用冰袋即刻冰敷。

6. 治疗完成，敷医用面膜 30 分钟左右。

7. 嘱患者 1 周内严格防晒。

8. 部分患者会出现色素沉着，尤其在光斑重叠的位置。可以局部使用氢醌乳膏或左旋维生素 C 原液，加快色素褪色。

9. 建议治疗间隔 1 个月一次，通常 6 次为一个疗程。

激光美容与皮肤管理

从患者不同的诉求和皮肤问题出发，根据临床实践经验，我们将常见的皮肤问题归纳为如下几种，并根据不同的皮肤问题，搭配激光、药物、注射、药妆等不同手段，制订针对性的解决方案。

● 光声电皮肤管理方案设计

1. 皮肤敏感问题：针对比较严重的皮肤敏感和屏障受损，参考方案组合：舒敏之星一个疗程（10 次，每 3 天一次）＋ 修复类药妆面膜（如敷尔佳、富勒烯、可复美等）。轻度的敏感性皮肤可考虑水光注射（水光透明质酸、菲洛嘉青春动能素、三文鱼等成分）。敏感性皮肤慎用激光仪器，可能会进一步破坏屏障，但可以使用射频类、超声刀类仪器。

2. 色素问题：针对色素性疾病，如雀斑、黄褐斑、咖啡斑、晒斑、老年斑、文身等，首先应甄别是否存在皮肤屏障受损，否则激光极易破坏屏障，导致更严重的皮肤问题。在皮肤屏障正常的前提下，再考虑激光治疗。首选的色素激光是 Q 开关激光，如皮秒、超皮秒、C6 等设备。药妆可参考具有美白功效的面膜，如童驻虾青素面膜。配合水光注射效果更佳，可促进皮肤修复，有效预防色素沉着。建议成分有水光透明质酸、英诺、维生素 C 原液、传明酸、小剂量谷胱甘肽等。

3. 血管性疾病：严重的血管瘤应首选 585 nm、595 nm 脉冲染料激光。浅表的毛细血管扩张、面色潮红、蜘蛛痣等，可选用光子治疗。局部浅表小血管可采用射频刀，配合绝缘电极，逐一精确封闭。面色潮红，容易过敏，通常和皮肤屏障受损密切相关，建议长期使用修复类药妆面膜。

4. 脱毛：建议使用 800 nm、810 nm 半导体激光进行脱毛治疗，6 次为一个疗程，间隔一个月。也可采用光子脱毛，或长脉宽 755 nm 或 1064 nm 脱毛激光。

5. 皮肤年轻化（除皱、提升紧致）：面部提升、紧致、除皱首选超声刀类仪器，其穿透深度深，可达 3 ~ 4.5 mm 以下的筋膜层和肌肉层，提升、紧致效果明显。也可选择热玛吉射频治疗，但治疗时有一定疼痛感，烫伤风险较高，深度也不如超声刀，价格更高，在提升、紧致方面的效果逊于超声刀，不建议作为首选方案。线雕也是面部提升的较佳选择，但维持时间不长（约 6 个月到 1 年），而且存在一定手术风险和修复期。

6. 炎症期的痤疮、粉刺：根据皮损严重程度，可选用内服药、外用药、化学剥脱治疗、物理治疗等，具体参考"痤疮的皮肤管理"章节。

7. 痘坑、痘印：首选铒激光点阵和微剥脱治疗，如 Fotona 4D。也可采用蜂巢皮秒。需配合修复类药妆和水光注射，促进皮肤再生修复。水光成分建议：水光透明质酸、菲洛嘉青春动能素、小剂量谷胱甘肽、三文鱼、丽珠兰、富勒烯、外泌体等。

8. 肤质粗糙、毛孔粗大、肤色暗沉：改善粗糙肤质和毛孔问题首选 Fotona 4D 或蜂巢皮秒。需配合水光注射，建议成分：水光透明质酸、菲洛嘉青春动能素、小剂量谷胱甘肽、小剂量肉毒毒素等。

● 光电术后保湿修复方案

疗程阶段	目的	项目	频率	疗程	备注
阶段一 （术后前2周）	创面的 保护修复	/	/	/	/
	家用护肤品	医用冷敷贴（前1周1天1片，后1周2天1片）、舒缓修护浓缩原液（舒敏、保湿，每天早晚各一次）、隔离乳（局部每天涂抹），外出必须做好物理防晒，如戴墨镜、帽子等） 注意：不损伤表皮的光电治疗后即可使用护肤品；对皮肤有微损伤或一定损伤者，需待创面结痂脱落后再使用			
阶段二 （术后第3周至 术后2个月）	表皮层 补水修复	基础补水	1次/周	3次	补水/修复 交替进行
		基础修复	1次/周	3次	
	家用护肤品	多效修护系列（洁面乳、修护露、精华素、赋活乳/精华霜）、舒缓保湿面膜（3天1片）、隔离乳			
阶段三 （术后第3个月）	中胚层 补水修复	纳晶补水	1次/周	2次	补水/修复 交替进行
		纳晶修复	1次/周	2次	
	家用护肤品	多效修复系列（洁面乳、修护露、精华素、赋活乳/精华霜）、补水/修复冻干粉各4盒、舒缓保湿面膜（3天1片）、隔离乳			
阶段四 （术后4~6个月）	真皮层 补水修复	无针水光	1次/月	3次	补水/修复 交替进行
		深层修复	1次/月	3次	
	家用护肤品	多效修护系列（洁面乳、修护露、精华素、赋活乳/精华霜）、舒缓保湿面膜（3天1片）、隔离乳			
阶段五 （术后长期）	保湿修复	酌情开展	酌情	酌情	酌情
	家用护肤品	多效修护系列（洁面乳、修护露、精华素、赋活乳/精华霜）、舒缓保湿面膜（7天1片））、隔离乳			

第 14 章　超声美容技术与皮肤管理

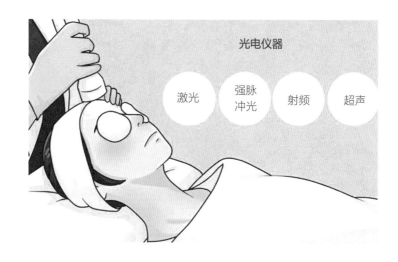

超声美容是近几年来爱美人士的新宠，从名字就可以看出其治疗源是超声波。激光或强脉冲光的治疗源是光波，射频的治疗源是电磁波。传统的光电仪器受到发射频率和发射方式（通常是发散式发射）的限制，穿透深度有限，大多被限制在真皮层以上，难以到达皮下组织、筋膜组织和肌肉层。声能的优势在于其穿透深度远超过激光或射频。其中，高能聚焦超声能量较高，穿透深达脂肪层，可达到溶脂和紧肤的目的。微聚焦超声将热量精确传递到真皮及皮下组织，不断刺激胶原蛋白新生和重塑，是治疗皮肤松弛和皱纹的一种新型非侵入性手段。

● 什么是聚焦超声

聚焦超声在临床医学领域目前主要有两种类型的应用，即高能聚焦超声（high intensity focused untrasound，HIFU）和微聚焦超声（micro-focused utrasound，MFU）。

高能聚焦超声技术将超声在穿透组织过程中聚焦，在极短时间内产生高能量，可使肿瘤发生凝固性坏死，破坏脂肪细胞，被广泛应用于微创下切割肿瘤和溶脂塑形等领域，代表设备有热立塑（Liposonix），是一款通过美国 FDA 认证的减脂仪器；以及重庆海扶医疗科技有限公司研发的海扶刀，对妇科肿瘤和肝脏肿瘤等均有较好疗效。

微聚焦超声的聚焦范围更小、更精准，精确在真皮和皮下组织内产生能量，促使胶原蛋白变性、收缩，刺激胶原蛋白不断新生、重组，解决面部皮肤松弛下垂等问题，产生即刻的提拉效果。微聚焦超声的代表设备有美版超声刀 Ulthera（尚未在国内获批应用），以及湖南半岛科技有限公司生产的超声治疗仪 MFUS One（商品名：半岛超声炮）。

爱美人士常说的"超声刀"一般多指美版超声刀 Ulthera。说到这里，大家应该明白超声刀并非使用真正的手术刀，而是一种非侵入性的无创技术。

● 微聚焦超声的特点

微聚焦超声一般会配备几个换能器，以针对不同深度进行治疗。一般 10 MHz 的穿透深度是 1.5 mm，主要解决真皮中层和深层老化以及改善肤质、缩小毛孔。7 MHz 的穿透深度是 3.0 mm、4.5 mm，主要针对皮下脂肪层的松垂，不仅能收缩脂肪之间的纤维隔，还可以让脂肪细胞空泡化，继而达到微溶脂的目的。4 MHz 的穿透深度是 4.5 mm，主要针对面部表浅肌肉腱膜系统（superficial muscular aponeurotic system，SMAS），使老化松弛的筋膜和韧带组织得到有效的再生、重建，继而恢复对皮肤的支撑和牵拉作用。7D 聚拉提（一款韩国版本的超声刀仪器）则将深度扩展至 1.5 mm、2 mm、3 mm 和 4.5 mm 四种不同的面部治疗深度，以及 6 mm、9 mm、13 mm 四种身体治疗深度。

美版超声刀 Ulthera 搭配超声的成像系统，让治疗深度和层次可视化。治疗过程平均 30 ~ 60 分钟，发数 400 ~ 600 发。治疗中，求美者会感觉轻微的针刺样疼痛，术后 2 ~ 3 天可能有轻微的红肿。术后基本没有修复期，可以即刻进行日常活动和化妆。半岛超声炮采用了大焦域的设置，聚焦面积（截面积）扩大，在保证治疗区达到有效温度的前提下，最大程度减少了疼痛，让治疗更轻松，易于接受。

● 聚焦超声用于面部皮肤管理的优势

传统侵入式除皱手术创伤大，术后疼痛，恢复期长。聚焦超声这种非侵入式的治疗方式更为安全，无须麻醉和手术，痛感更低，几乎没有修复期，从而一定程度上替代了部分外科除皱手术。由于聚焦超声特有的能量形式和发射方式，热凝点深度和位置更确定、更精准、更可控，可选择的深度更丰富，非常适合用于治疗层次复杂的面部皮肤，尤其是对脸颊下垂、法令纹、口周纹、双下巴、眼角下垂等，具有较好的治疗效果。另外，聚焦超声可以有效地刺激胶原蛋白的产生，对敏感性皮肤、皮肤屏障受损也有一定的修复效果。

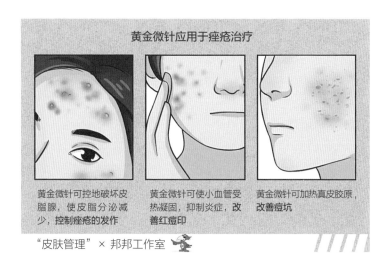

黄金微针应用于痤疮治疗

黄金微针可控地破坏皮脂腺，使皮脂分泌减少，控制痤疮的发作

黄金微针可使小血管受热凝固，抑制炎症，改善红痘印

黄金微针可加热真皮胶原，改善痘坑

"皮肤管理" × 邦邦工作室

　　黄金微针是目前运用非常广泛且成熟的一项医美技术。很多求美者一听"黄金"二字，觉得这是一项"高大上"的美容项目；也有一些求美者听到"针"这个字眼，又会感到畏惧，担心皮肤受到损伤，或者不了解它能解决哪些皮肤问题。

　　"黄金"二字还真不是噱头，黄金微针又叫点阵微针射频，因针体镀金呈现金色而得名。传统微针通过物理穿刺打开皮肤通道，使营养物质进入的同时刺激胶原蛋白新生；而射频通过热能作用于组织，刺激胶原纤维即时收缩，令皮肤富有弹性。黄金微针将两者结合，比普通微针或单纯射频的功效更齐全，能够发挥 1+1>2 的效果，是细纹、痘坑、毛孔等皮肤问题的"克星"。

什么是黄金微针

● 黄金微针的概念

　　要了解黄金微针，首先要知道射频的概念。射频（radiofrequency，RF）是一种高频交流电磁波的简称，是个物理名词，是指震荡频率在 30 万赫兹至 30 亿赫兹的电磁波，被广泛运用于雷达和无线通信领域。在美容方面，射频作用于人体时，人体内的带电粒子就会剧烈地震动和彼此摩擦，从而产生热量，引起热损伤，诱导皮肤胶原纤维收缩，启动皮肤自我修复而达到治疗目的。目前，皮肤美容领域中使用的射频设备分为单极、双极、多极和点阵射频，而黄金微针就是点阵射频的一种，因针体镀金而得名。

黄金微针是一种微针结合射频的技术，利用进入皮肤的导电微针进行热量的深层传递。它的能量可以通过调整针长和进针深度来选择性作用于不同的深度和目标部位，比如真皮胶原、皮脂腺、皮下脂肪等，而对表皮的损伤较小。

● 黄金微针的基本结构

黄金微针由"针"和"射频"组成，因此这两个部分决定了它的治疗效果。不同的设备有不同的配置，下面通过三个方面进行简单介绍：

1. 针长：针身的长短决定了治疗的深度，尤其对于毛孔、萎缩性瘢痕、汗腺等需要更深的治疗层次，如 2.5 ~ 3.5 毫米。此外，针长的调节度也很重要，调节间隔越小，治疗层次的控制就越精准。目前国内获批的黄金微针设备针长在 2 ~ 5 毫米，部分精确度达 0.1 毫米，部分为档位调节。

2. 针身是否绝缘：黄金微针的针体被导电的黄金包裹，通过其传递热能。为避免表皮损伤导致色素沉着等不良反应，有些设备将针身再包裹一层绝缘材料，只有针头发射能量，这样可以减轻表皮热损伤，恢复较快，但相对来说，射频的能量较非绝缘针要弱一些。

3. 射频输出模式：目前，大多数黄金微针的射频输出为双极射频，穿透层次较单极射频浅，但疼痛度降低。另外，脉宽（即能量输出的时间）越长（部分可达 1 ~ 5 秒），组织热损伤就越大，作用越明显，但同时疼痛感也较大，恢复期相应长一些。

● 黄金微针可以治疗哪些皮肤问题

◆ 紧致除皱

皮肤松弛是由于多种因素造成的，如真皮细胞外基质成分、胶原纤维和弹性纤维的退化、丢失或改变。黄金微针通过热、机械和生物化学效应，启动皮肤再生机制，诱导新生弹性纤维、胶原纤维和透明质酸；破坏脂肪，从而改善脂肪堆积、松弛及皱纹的外观，临床上已用于治疗面部、眼周、颈部、手臂等部位的皮肤松弛和皱纹。有研究发现，经过 1 ~ 6 个疗程的治疗后，受试者的毛孔、细纹、皮肤质地均有不同程度的改善，且在疗程结束后 3～6 个月仍有持续改善。

◆ 痤疮及相关并发症

1．痤疮：痤疮是发生于毛囊皮脂腺的慢性炎症性疾病，主要致病因素包括雄激素所致皮脂腺分泌旺盛、毛囊角化栓塞、微生物感染等，炎症反复发作后常遗留色素沉着及凹陷性瘢痕。黄金微针可控制性破坏皮脂腺，使皮脂分泌减少，从而控制痤疮的发作，且不容易出现术后"爆痘"的情况。几项前瞻性半脸对照试验均证实黄金微针可明显减少炎性和非炎性痤疮皮损（50%～80%），经 3 次治疗后，痤疮严重程度和皮脂分泌均明显下降，且有持续作用。

2．痘印：黄金微针可使小血管受热凝固，抑制炎症，改善痤疮引起的皮肤泛红及消退后遗留的红痘印（毛细血管扩张）。有研究发现玫瑰痤疮及痤疮后红斑经黄金微针治疗后，红斑指数显著下降，组织学检查可见治疗侧细胞计数、炎症相关因子明显减少，提示真皮炎症改善。

3．痤疮瘢痕：黄金微针可加热真皮胶原，刺激新生胶原，并通过微针引起的微损伤让皮肤自我修复，从而改善痘坑。与剥脱性点阵激光容易引起色素沉着的风险相比，黄金微针利用表-真皮不同电阻，在皮下形成口小底大的"金字塔"样热损伤区，减少表皮损伤，在治疗深肤色人群时可能更为安全。有研究发现Ⅲ～Ⅴ型肤色的痤疮瘢痕患者经 1～3 次治疗后，有 11/19（57.9%）和 17/20（85%）的患者得到改善，仅 1 例出现色素沉着（5.3%）。而另一项研究对点阵铒激光与黄金微针治疗萎缩性瘢痕进行了比较，经 4 次治疗后，两组均有显著临床改善（>80%），疗效无明显差异，而黄金微针在疼痛度、恢复期和色素沉着方面优于铒激光；与等离子点阵射频相比，黄金微针虽然改善率不及，但在疼痛度、红斑持续时间及色素沉着方面更优。

◆ 腋下多汗及腋臭

多汗症是指局部或全身皮肤出汗量异常增多的现象。腋臭是由于顶泌汗腺分泌旺盛且经细菌分解后产生异味，尤其在汗腺分布密集的区域，如手足、腋下，常影响日常活动和社会人际交往，造成患者的困扰。黄金微针可将热能传递到汗腺部位，破坏汗腺而不造成明显的表皮损伤。多汗症患者接受 2～3 次治疗后，有 50%～80% 的患者满意度大于 50%，出汗面积减少 36%，出汗量从 221 mg/min 减少至 33 mg/min，组织病理学检查证实有汗腺数量的减少，且无严重不良事件发生。与微创手术及微波治疗相比，客观疗效对比无明显差异，但手术后瘢痕发生率高且可导致腋毛脱落，而黄金微针不影响腋毛，主要不良反应是皮肤感觉异常和红肿。

◆ 萎缩纹

萎缩纹是一类因肥胖、妊娠、激素变化、遗传倾向等因素造成的皮肤胶原纤维和弹性纤维断裂或减少，皮肤呈现条纹状瘢痕的疾病，常见于皮肤拉伸部位如腹部、乳房、臀部和大腿，女性多见，好发于妊娠期和青春期，故又称"妊娠纹""膨胀纹"或"生长纹"。黄金微针的射频电流经微针进入皮肤真皮层，诱导胶原变性和新生，可改善萎缩纹的外观。有研究发现黄金微针与 CO_2 点阵激光及铒激光治疗萎缩纹的疗效相当，黄金微针治疗组患者的满意度更高，色素沉着发生率更低，Ⅲ胶原纤维数量增加更明显。

◆ 其他

学者们也在黄金微针治疗其他皮肤问题上进行了不断探索，虽然研究数量不多，但也提示了较好的疗效，如脂肪团（橘皮样变）、雄激素性脱发、脂肪瘤和慢性放射性皮炎等。

● 黄金微针和其他医美项目的联合应用

黄金微针可以和很多医美项目一起联合应用，不但能提高疗效，还能缩短疗程及术后停工期。

◆ 与光电类项目联合

1. 痤疮及痤疮瘢痕：黄金微针通过微针将射频热能精准传递至皮肤深层，诱导胶原重塑和再生，并产生抑菌、抗炎、破坏皮脂腺、诱导免疫调节的作用。黄金微针联合点阵 CO_2 激光及点阵射频治疗炎性痤疮和痤疮瘢痕均有不错的疗效，可减少痤疮皮损，降低痤疮严重程度。

2. 萎缩纹：点阵 CO_2 激光是治疗萎缩纹强有力的武器，但能量越大，其引起的表皮损伤和炎症后色素沉着需要的恢复期越长，而联合黄金微针可在不增加激光能量的同时提高疗效。研究发现联合治疗后的条纹改善程度优于单一治疗，且耐受良好，未增加不良反应风险，皮肤超声分析皮肤厚度及真皮密度有明显增加。

3．皮肤老化：对于皮肤老化性色素沉着（黄褐斑及老年性黑子），黄金微针可刺激胶原新生，产生空泡改变，使黑素细胞与邻近表皮细胞分离，清除早衰的角质形成细胞，修复基底膜及下调一系列细胞早衰和黑色素形成相关的因子水平，在提高皮肤透亮度的同时稳定黑素细胞活性，抑制黑色素生成及运输，有利于祛黑激光如 1064 nm Nd：YAG 激光的穿透及协同淡化色素沉着，避免反弹。黄金微针与点阵射频联合可使能量由浅至深输送至真皮和皮下组织，达到真皮、皮下脂肪、筋膜网的全层收紧重塑效果。

◆ 与药物联合

有研究者采用黄金微针与冻干血小板生长因子联合治疗萎缩纹取得了较好的效果。另有研究者采用黄金微针与米诺地尔联合治疗雄激素性脱发，发现除了其本身可刺激毛囊再生外，还可通过打开透皮通道而增加米诺地尔的作用深度，促进其疗效。还有研究者在皮肤表面涂抹聚乳酸后再使用黄金微针，痤疮瘢痕的平滑度、面积和整体改善率都更明显，组织学证实术后即刻皮肤出现柱状热损伤区，且有聚乳酸进入该区，提示黄金微针不仅可以重塑瘢痕组织，还可促进大分子物质进入真皮而起到填充作用。

◆ 与注射类项目联合

国内专家共识建议，先进行射频治疗，间隔数分钟至数小时，待皮肤组织温度下降至正常后，再进行肉毒毒素、透明质酸或脂肪注射。如果先注射肉毒毒素，建议间隔 2 周后再进行同部位的射频治疗；而先进行填充注射的患者，需根据透明质酸分子量和交联程度不同而间隔 2 周至 3 个月后再进行射频治疗；而脂肪填充后建议 3 ~ 6 个月再进行射频治疗。

黄金微针与皮肤管理

● 黄金微针的适应证

根据现有临床研究的证据等级，优先推荐用黄金微针进行治疗的适应证包括嫩肤（紧致除皱）、痤疮及痤疮瘢痕（尤其是深肤色人群及凹陷性瘢痕，且可以与剥脱性点阵激光及无创射频联合治疗以提高疗效）及腋下多汗症；其次推荐的适应证包括雄激素性脱发、萎缩纹及酒渣鼻，而一般不推荐单独用于治疗黄褐斑及脂肪团。

痤疮的病因较复杂，一般建议连续进行 3 ~ 5 次治疗，每次间隔 1 个月左右。而针对毛孔、皱纹、松弛等问题，由于皮肤衰老是进行性的，新生胶原也会被代谢掉，可根据需要每间隔 1 ~ 3 个月治疗 1 次，作为维持皮肤状态的长期管理方式。

● 黄金微针的禁忌证

1. 全身或局部皮肤有未控制的感染，如疱疹、糜烂化脓、真菌感染或严重湿疹、过敏等，治疗可能会破坏局部皮肤屏障功能，导致感染扩散或炎症加重。

2. 因微针刺入皮肤会引起出血，患有出血性疾病如血小板减少症、紫癜、再生障碍性贫血、血友病、凝血功能异常等不宜治疗。

3. 患有光敏性疾病，如红斑狼疮或卟啉症，治疗可能会破坏局部皮肤屏障功能，导致皮肤炎症加重。

4. 瘢痕体质，如瘢痕疙瘩、瘢痕增生，治疗可能会刺激这类皮损加重或恶化。

5. 体内植入心脏起搏器、胰岛素泵等其他电子设备装置，射频能量可能会对其造成干扰。

6. 未控制的糖尿病或其他严重的脏器疾病，治疗可能诱发感染或加重病情，可待病情控制稳定后再酌情进行治疗。

7. 孕妇处于特殊时期，非必要不建议做治疗。

8. 黄金微针通常需要外敷表面麻醉药，如有麻醉药过敏史，不建议做治疗。

● 黄金微针术后注意事项

1. 冷敷：治疗后当天，治疗部位皮肤常会有轻微红、肿、热、痛，大部分 24 小时内消退，少数持续 1 ~ 3 天。治疗后即刻给予冷喷或者使用面膜冷敷辅助降温、退红。

2. 伤口护理：治疗后如有水疱、结痂等皮肤浅表损伤，2 ~ 3 天内尽量避免碰水，可以使用生理盐水清洁，等待自行脱痂，脱痂后可以用洗面奶。可外涂抗生素软膏或修复凝胶促进皮肤愈合。

3. 补水：因黄金微针为有创性治疗，皮肤屏障会出现暂时性损伤，经皮水分丢失较多，故需加强补水，可使用医用面膜进行补水修复，术后每天 1 次，1 周后可改为每周 2 ~ 3 次。

4. 美白：有些人尤其是深肤色者可能会出现不同程度的色素沉着，可外用氢醌、熊果苷、壬二酸或维 A 酸类乳膏以加快色素消退。

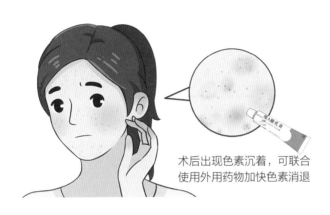

术后出现色素沉着，可联合
使用外用药物加快色素消退

5. 饮食：忌辛辣、油腻的食物，尤其是炎性痤疮人群，以免加重皮肤出油和治疗后的炎症反应，建议以富含纤维素、低糖、低油类食品为主。维生素 C 有抗氧化能力，有助于改善皮肤细胞代谢，淡化术后色素沉着，可以多吃一些富含维生素 C 的水果。

6. 防晒：术后 1 周内尽量避免外出，1 周后也要减少户外活动，以免接触过多紫外线，从而增加色素沉着的风险。如果要外出，尽量避开紫外线强的时间段（一般是上午 10 点至下午 4 点），并严格做好防晒措施，选择防晒用具时挑选紫外线防护系数（UV protection factor，UPF）＞30 的，且长波紫外线（UVA）透过率＜5%。其次，还要避免食用芹菜、香菜等光敏性食物及服用光敏性药物（如异维 A 酸、四环素类等），以降低光敏反应（紫外线照射后出现皮肤痒、红斑、水肿等不良反应）发生的可能性。

皮肤恢复后可以合理使用防晒剂。可以选择防晒指数（SPF）30、PA++ 以上的产品。防晒剂分为物理防晒剂和化学防晒剂。物理防晒剂对皮肤的刺激性小，安全性较高，但因为比较黏稠，使用时常会感觉不适，敏感性皮肤和对化学防晒剂过敏者可以选择物理防晒剂。化学防晒剂的质地轻薄且不影响原来肤色及化妆效果，但刺激性较大，有些人会发生过敏，因此使用前应充分结合自身情况。建议出门前半小时即开始涂抹，以促使防晒剂在出门前发挥作用；通常每隔 2～4 小时要再涂抹一次，如在强光下活动或大量流汗，应及时多次重复涂抹。

术后防晒

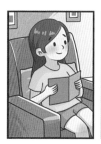 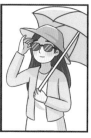 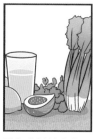 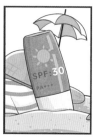

术后 1 周内　　严格做好　　避免光敏性食物及　　皮肤恢复后合理
尽量避免外出　　防晒措施　　服用光敏性药物　　使用防晒剂

第 16 章　注射及美塑疗法美容技术与皮肤管理

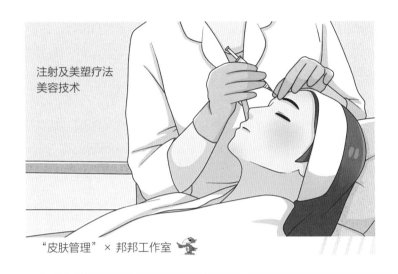

注射及美塑疗法美容技术

"皮肤管理" × 邦邦工作室

注射美容主要分为几种不同的用途，最常见的有组织填充（如透明质酸注射、童颜针注射、胶原蛋白注射等）、除皱与轮廓调整（如肉毒毒素注射）、皮肤修复与年轻化（如水光针注射）等。

近年来，注射类医美技术突飞猛进，新材料和新技术层出不穷，在很大程度上弥补了传统手术技术和光电技术的短板及空白，甚至在一些领域（如提升紧致方面）有取代外科手术的趋势；而在皮肤管理领域（尤其是敏感性皮肤等问题皮肤、色素类疾病等方面），与传统药物治疗和光电治疗形成了更完善的组合治疗方案，达到更佳的治疗效果；加上注射类医美手段疼痛小、恢复期短、方便快捷的优点，因此受到广大求美者的普遍青睐。

常见注射美容材料介绍

● 透明质酸

◆ 成分和类型

透明质酸是较为传统也是目前比较普及的组织填充材料。透明质酸又称玻尿酸，是一种广泛分布于人体皮肤中的大分子黏多糖，和人体具有良好的亲和性，过敏反应极少，所以长期以来都是非常重要的填充材料。

根据透明质酸材料的工艺不同，又分为传统的颗粒型透明质酸（如瑞蓝、伊婉等，以及大部分国产品牌）和无颗粒的凝胶型透明质酸（如乔雅登等）。颗粒型透明质酸具有较好的延展性，广泛用于泪沟、"苹果肌"、颞颊的填充；凝胶型透明质酸具有更好的支撑力，不易扩散，广泛用于鼻部和下颌的填充。

单相透明质酸指的是只以液态形式存在的透明质酸，如乔雅登和艾莉薇。双相透明质酸指的是既有固态部分，也有液态部分，两种形态同时存在的透明质酸产品，市场上其他品牌的透明质酸大多属于双相型。

而无交联或交联性极低的小分子透明质酸则没有填充作用，是利用透明质酸分子强大的锁水功能（1分子透明质酸可以锁住大约500分子的水分子），用于水光注射，达到真皮层保湿的作用。

◆ 治疗效果

透明质酸注射填充具有良好的即刻效果、较为可靠的稳定性以及塑形空间，注射医生可在注射的同时进行精确塑形，以达到最佳的填充效果。通常在注射完成后的1周内，透明质酸仍然具有塑形空间，在此期间可以进行手法调整。之后透明质酸会逐渐定型。常见的注射层次主要是骨膜上、皮下组织以及真皮深层。

◆ 并发症

并发症主要是血管栓塞，应立即进行手法压迫和透明质酸溶解酶注射。

◆ 维持时间

大分子透明质酸的平均维持时间为9~18个月，中小分子透明质酸的平均维持时间为6~9个月。

● 童颜针

◆ 成分和类型

童颜针的有效成分是聚左旋乳酸（poly-L-lactic acid，PLLA），是来源于α-羟基酸家族中的一种可生物降解和生物相容的合成聚合物，最早应用于外科，用于辅助伤口的快速愈合及心脏缝合术。目前，PLLA被广泛用于制成可溶解缝线、骨钉和面部植入物等。因为其具有较好的修复功效以及可完全代谢，美国的PLLA微球产品 Sculptra®（舒颜萃/塑然雅）于2009年获批成为面部填充剂用于改善鼻唇沟与皱纹。我国获批的 PLLA 面部填充剂有艾维岚童颜针和濡白天使。

◆ 治疗效果

PLLA 具有良好的生物相容性，可被充分降解，用生理盐水和利多卡因溶解后，注射到真皮深层、皮下浅层及深层。PLLA 降解后，产生乳酸，进而诱导皮肤胶原蛋白增生，达到填充组织、紧致除皱、增加弹性和水润度的效果。因其效果主要是依靠皮肤内胶原蛋白增生，所以 PLLA 真正开始发挥其作用的时间是在治疗后 1～2 个月，2～3 个月时效果才较为显著。适用于丰太阳穴（俗称"夫妻宫"）、丰颊、丰"苹果肌"，改善法令纹，下巴轮廓的塑形收紧等。

◆ 并发症

常见的并发症主要是结节、肉芽肿、炎症反应、栓塞，通常和个体差异、注射不够均匀和未充分按摩有关。

◆ 维持时间

2～3 个月后见效，平均维持时间为 2～3 年。

● 少女针

◆ 成分和类型

英国 SINCLAIR 公司生产的 Ellansé（商品名为伊妍仕）也被称为少女针，于 2021 年在国内获批上市。少女针由 70% 的羧甲基纤维素（carboxymethylcellulose，CMC）和 30% 的微型晶球聚己内脂（polycaprolactone，PCL）组成，用法和功效类似于童颜针，所以在市场上也被称为"第二代童颜针"。

◆ 治疗效果

CMC 作为凝胶载体，具有良好的黏度和弹性，注射后起到即刻塑形效果，达到面部填充、支撑的作用；PCL 则属于可吸收聚合物，作用类似于 PLLA，吸收后可诱导人体自身的胶原蛋白增生。不同于童颜针的单一成分，少女针由于同时具有凝胶载体和胶原增生剂，可以达到更好的即刻填充效果，又能达到长久稳定的远期效果。再生胶原蛋白既有骨架支撑效果，也有恢复皮肤弹性的作用。

◆ 并发症

并发症主要是炎症反应、栓塞等。

◆ 维持时间

依据维持时间的不同，产品分为 S（1 年）、M（2 年）、L（3 年）、E（4 年）四种型号。

胶原蛋白

◆ 成分和类型

胶原产品是医美领域重要的填充材料。国内已上市的品牌以双美生物科技股份有限公司研制生产的"双美"胶原蛋白植入剂和山西锦波生物研制生产的"薇旖美"人源化Ⅲ型胶原蛋白为代表。"双美"胶原是通过"酵素分解去除端肽和特殊纤维诱导技术"的处理，从无特定病源（specific pathogen free，SPF）猪的皮肤中提取出Ⅰ型胶原蛋白，主要用于治疗颜面部皱纹，于 2009 年在我国获批应用于临床。"薇旖美"人源化Ⅲ型胶原蛋白则是我国自主研发的重组人源化胶原蛋白，氨基酸序列的重复单元与人胶原蛋白氨基酸序列特定功能区相同，生物相容性更好。

◆ 治疗效果

胶原蛋白注射眶下区可改善黑眼圈等眶周皮肤衰老问题。胶原蛋白经体内降解后可生成氨基酸，其中的酪氨酸残基可与皮肤中的酪氨酸竞争，故而抑制酪氨酸酶的活性，从而阻止黑色素形成，而胶原产品本身的白色色泽具有即时遮盖黑眼圈色素的作用。胶原蛋白注射面部可增加皮下组织的容量，从而达到除皱和填充的作用，同时诱导自体胶原增生与修护，持续改善真皮层的胶原结构，增加皮肤弹性及光泽。

◆ 维持时间

维持时间一般为 6 ~ 12 个月。

◆ 并发症

并发症主要是炎症反应、栓塞等。

● 肉毒毒素

◆ 成分和类型

肉毒毒素是一种神经传导阻断剂，可阻断肌肉的神经冲动，抑制突触前膜释放递质，阻断释放乙酰胆碱，使肌肉适度放松和萎缩，从而达到除皱和瘦脸、瘦小腿、瘦肩等目的。国内临床常用的品牌有美国艾尔建公司生产的 Botox（保妥适）和兰州生物制药公司生产的衡力肉毒毒素。

◆ 治疗效果

肉毒毒素的应用非常广泛，主要包括以下几方面：

1. 去除面部皱纹：肉毒毒素可以阻断神经与肌肉之间的神经冲动，从而达到放松肌肉的目的。而皱纹的产生，尤其是动态纹的产生，和肌肉的过度收缩有关，放松肌肉可以达到非常明显的除皱效果。对静态纹和干纹也有一定的疗效。

2. 瘦脸、瘦肩、瘦小腿：肉毒毒素可使过于肥厚的肌肉适度萎缩，从而达到瘦脸、瘦肩、瘦小腿的效果。

3. 改善下颌角轮廓：将肉毒毒素均匀多点注射到下颌缘的浅层肌肉，可以达到收紧下颌缘、突出骨感、提升面部的效果，故也被称为"轮廓针"。

◆ 维持时间

维持时间一般为 3~4 个月。3 次为一个疗程。

◆ 并发症

并发症主要是肉毒毒素过敏、表情僵硬、肌肉麻痹、感觉减退等，一般不严重，3~6 个月后自然消失。

常见注射美容治疗

● 注射隆鼻

鼻部的美学非常重要。相对于欧美人种，亚洲人普遍面部的骨感不足，鼻整形有助于增强面部整体的轮廓感。传统的假体和软骨隆鼻方式存在手术复杂、恢复期长、并发症较多的弊端，以及自然度较难把握、术后难以调整等问题。注射隆鼻是对鼻根、鼻背部位注射填充材料。治疗过程简单快捷，无修复期，疼痛轻微，并发症少，术后可精确微调，维持时间长达 1~2 年，受到求美者的普遍欢迎。

◆ 推荐材料

由于鼻部结构的特殊性和美学需要，注射需要首选大分子、硬度较高的填充材料。为达到最佳的塑形效果和长久定型能力，可选择乔雅登丰颜，其次可考虑使用艾莉薇，均为黏度较高的单相透明质酸，可最大程度减少位移、外扩的发生。

由于鼻部特殊的结构和皮肤张力，外扩风险很高，对填充材料的硬度和定型能力有很高的要求。所以，童颜针、胶原蛋白均不适用于鼻部的填充。

◆ 参考操作方法

注射层次为鼻背和鼻根的骨膜上、鼻头内、鼻小柱内。鼻头部位由于血运丰富，容易造成血管压迫、瘀青、栓塞等问题；另外，使用透明质酸注射鼻头的定型效果欠佳，故不作为首选方案。鼻背和鼻根的注射效果较好，通常药量为 1 ml。

注射方法一：鼻头用锐针开口，钝针（25 g 或 27 g）进针，贴骨膜直达鼻根，回抽确认无血，退针给药。注射的同时进行塑形，确保左右对称和前后一致，尽量减少不平整和外扩。可用同一个入针点，继续进行鼻小柱的填充。鼻小柱同样需要同步手法塑形。由于鼻头的痛感明显，开口前需注射利多卡因。这种方法出血较多，建议术后冰敷。

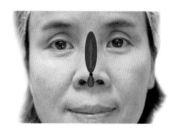

注射方法二：鼻根 45 度斜角进针，沿骨膜上推至鼻背，可使用锐针直接退针给药，也可以使用钝针。第二个入针点选择在第一针的截止点，继续向鼻头方向走针推药。这种方法避免了在鼻头入针，疼痛和出血可大幅减轻，但需要两个入针点。

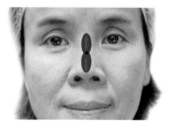

无论哪种方法，都需要术后手法塑形，保持左右对称和上下一致，防止外扩。

◆ 术后注意事项

建议术后冰敷，减少瘀青和肿胀。入针点可涂抹莫匹罗星或红霉素软膏。1 周内避免剧烈运动和碰撞。通常 1 周后逐渐定型，1 周内可用手法塑形。若需要调整，可注射透明质酸溶解酶进行部分或全部溶解。

● 注射丰下颌

下颌短缩是常见的面部轮廓问题，一般分为垂直方向的长度短缺和侧向后缩、左右不对称、轮廓不清晰、下巴尖不足等几种类型。

假体植入手术存在如损伤修复、疼痛和异物感、不够自然、不易塑形修复，以及膨体材料潜在的感染等问题，注射方式丰下颌更容易被求美者接受。

◆ 推荐材料

注射首选大分子或中大分子透明质酸，如乔雅登丰颜、乔雅登极致、艾莉薇、法丝丽等。

◆ 参考操作方法

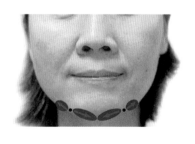

相对于面部其他部位，下巴的血运不太丰富，极少发生血管栓塞。但为最大程度提高自然度和减少栓塞的发生，注射层次宁深勿浅，在注射区域的边缘入针，贴近骨膜，注意避开颌外动脉。退针给药，行扇形注射。一边施打，一边手法塑形，保持两侧均匀对称。根据求美者的主要诉求以及下颌角的具体缺陷决定给药的位置，如加长、前凸、圆润或尖挺等。通常丰下颌的药量较鼻部大，为 2 ~ 4 ml。

◆ 术后注意事项

建议术后冰敷，减少瘀青和肿胀。入针点可涂抹莫匹罗星或红霉素软膏。1 周内避免剧烈运动和碰撞。尽量采用平躺睡姿。

下颌的异物感比较明显，求美者无须紧张，通常 1 周缓解。1 周后逐渐定型，1 周内可用手法塑形。若需要调整，可注射透明质酸溶解酶进行部分或全部溶解。

如果下颌缺陷明显，需要较大剂量，建议分多次注射，每次注射 1 ml，间隔 2 个月，给皮肤组织一定的时间适应，以免一次注射过多造成异物感过于明显、肿胀加重等问题。

● 注射丰"苹果肌"

"苹果肌"是指人在微笑时于眶下区中面部形成的一个类似于"苹果"样的软组织凸起，所以人们形象地称其为"苹果肌"。其实并不存在这样的解剖结构，一般指的是"颧脂肪垫"。随着年龄的增长，"苹果肌"的脂肪随之流失、下移，造成面部脂肪容量缺失，更显衰老，面容憔悴。另外，会随之产生泪沟和印第安纹，脂肪下移还会造成法令纹。也有一些求美者颧骨过于突出，为了平衡面部的比例，可通过填充颧骨周围的组织，淡化高颧骨的突兀感，以达到柔化效果。填充"苹果肌"及周边组织可以很大程度在视觉上实现面部年轻化，仿佛面部回到年轻时精致饱满的状态，而且表情更显可爱。

"苹果肌"的设计和填充往往需要医生有较高的审美。另外，与下颌、鼻部的填充不同，"苹果肌"及周边组织的填充涉及表情的变化，这也决定了"苹果肌"的填充应考虑静态和动态两个状态下的效果，使得这类填充更加复杂，也更容易出现表情不自然、浅层条状凸起（微笑时往往更明显）、填充材料下移等问题。

◆ 推荐材料

注射首选中分子透明质酸，如乔雅登极致或雅致、艾莉薇、瑞蓝等。其中乔雅登因具有极佳的黏性，不易移位，是透明质酸中的首选。童颜针和少女针因具有效果更自然、不移位、更均匀平整、不易栓塞、不影响表情、维持久等优点，逐渐成为"苹果肌"和周边组织填充的主流方式。也可以应用胶原蛋白。每种方式都有各自的优、缺点。需要注意，少女针由于后期再生效果的不确定性以及溶解酶溶解无效，不适合填充泪沟。

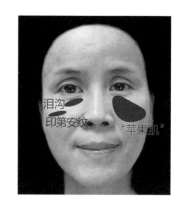

◆ 参考操作方法

"苹果肌"、泪沟、印第安纹的皮下血管较多，肌肉复杂，表情丰富，透明质酸注射宜采用宁深勿浅的注射原则，以免影响表情。入针点可选择在颧部的最高点，使用利多卡因行入针点麻醉，使用锐针或钝针，45 度角入针，直至骨膜上，回抽确认无回血，退针给药，扇形平铺，一边推药，一边手法塑形，确保透明质酸定位在"苹果肌"脂肪缺失的位置，一旦位置不准确，注射效果可能适得其反。针对泪沟和印第安纹，可使用少量透明质酸行中浅层注射填充，层次为皮下脂肪层或真皮深层，切记注射量不宜过多，而且要兼顾动态表情，否则极易出现条状凸起。浅层注射建议先行钝针剥离，创造一定的空间，边注射，边按摩均匀，以达到最佳的平整圆润效果。

"苹果肌"、泪沟部位的血管丰富，需要格外注意避开内眦动脉、眶下动脉、面横动脉等。为安全起见，透明质酸、少女针注射层次首选骨膜上，其次是皮下脂肪层。童颜针注射的首选层次可选择皮下脂肪层。

以童颜针注射填充"苹果肌"为例：

1. 用生理盐水 5 ml 稀释溶解童颜针。

2. 根据不同品牌的产品要求，静置 2 ~ 24 小时，或振荡器振荡 30 分钟。

3. 注射前，用注射器抽取 1 ml 利多卡因，与童颜针溶液混合均匀。

4. 静置等待溶液分层，出现半透明的悬浮液和白色泡沫层。

5. 用两个 5 ml 注射器（建议螺口接头型）、18 G 针头抽取半透明的悬浮液，切勿抽取上层泡沫，以防堵塞。如在注射过程中发生堵塞，则更换针头。

6. 清洁消毒，标记入针点和填充区域，和求美者沟通确认。"苹果肌"的入针点建议选择颧骨最高点。

7. 用利多卡因进行入针点局部麻醉（可以用等量生理盐水先稀释利多卡因）。

8. 可选择锐针注射或者钝针注射法，建议选择钝针注射。以钝针注射为例：

（1）用 18 G 针头开口，棉签止血。

（2）使用 23 G、50 mm 钝针。将钝针针头适度折弯，以便后期剥离和打开通道。

（3）将钝针针头安装在 5 ml 注射器上，从开口 45 度角入针至皮下后，平行走针。注射层次首选皮下脂肪层，也可部分注射在骨膜上层和肌肉层、筋膜层。注意针头平面应与皮肤平面一致。

（4）到达注射层后，沿针头方向顺势进针，钝性剥离，打开通道，回针时推麻醉药。

（5）扇形进针，反复多次剥离和麻醉整个治疗区域。

（6）麻醉完成后，将针头取下，安装在童颜针的注射器上。

（7）排空空气和泡沫，继续从入针点进针，顺势进针，回针均匀给药，反复多次，将童颜针平铺在治疗区域。一边推药，一边轻柔按摩。

（8）两只注射器分别注射两侧"苹果肌"，确保药量一致、层次一致、范围一致。

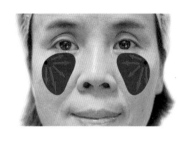

由于"苹果肌"和泪沟的位置十分重要，处于面部的美学核心，参与大量表情动作，塑形难度高，移位风险大，凹凸和不自然情况较普遍，而且要求有较高的对称性，所以这个部位的设计和填充尤为重要，对操作者的技术和审美、沟通能力都有很高的要求。

"苹果肌"和泪沟的填充塑形往往需要反复多次精确调整，如适当的手法按摩复位、适当补充剂量、适当使用溶解酶消融，均为常规操作。

◆ 术后注意事项

建议术后冰敷，减少瘀青和肿胀。入针点可涂抹莫匹罗星或红霉素软膏。如果是透明质酸注射，1周内尽量控制表情，以免造成透明质酸移位。如果是童颜针注射，则需要经常按摩，宜采用"555原则"，即连续5天，每天5次，每次5分钟以上的按摩。

童颜针注射为3次为一个疗程，每次间隔1~2个月。术后并发症主要有肿胀、瘀青。如果混合不均匀或注射不均匀，术后未充分按摩，有发生结节和凹凸不平的风险。

● 注射丰颞

颞部在相学上称为"夫妻宫"。亚洲人的面部轮廓普遍存在上庭较窄、不够饱满的问题。另外，部分求美者颧骨较高，这些情况都需要填充颞部，丰满上庭，同时平衡衔接较突兀的颧骨，达到面部轮廓圆润饱满的效果。

◆ 推荐材料

由于颞部解剖结构的特殊性，血管丰富，尤其是颞浅动脉、颞浅静脉经过颞部，造成颞部的血管栓塞风险较高，而且不良后果比较严重，甚至可能造成眼部失明。注射材料首选童颜针。童颜针是粉剂，稀释溶解后注射，本身不具有黏性，所以极少发生栓塞问题。也可使用透明质酸、胶原蛋白等，如乔雅登极致或雅致、艾莉薇、瑞蓝等。

◆ 参考操作方法

颞部填充时需要格外注意尽量避开颞浅动脉和颞浅静脉，回抽确认无回血，宁深勿浅，尽量入针至颅骨骨膜上再给药，扇形平铺注射，手法按摩，确保均匀对称。童颜针相对更安全，可填充至筋膜层和脂肪层，扇形平铺，即刻按摩。入针点建议选择颞区的中心点（颞部凹陷的最深 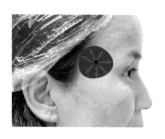 处），此处相对安全，出血也较少。童颜针颞部注射填充方法参考"苹果肌"注射。

◆ 术后注意事项

建议术后冰敷，减少瘀青和肿胀。入针点可涂抹莫匹罗星或红霉素软膏。如果是透明质酸注射，术后继续观察，询问视力是否正常，一旦出现视力模糊或视觉障碍，则有可能出现血管栓塞，造成眼底缺血。需即刻按压眼部，防止透明质酸继续进入眼底，并立即注射透明质酸溶解酶。如果是童颜针注射，则需要经常按摩（"555 原则"：每天按摩 5 次，每次 5 分钟，连续按摩 5 天。）。

● 法令纹注射

鼻唇沟也叫法令纹，是从鼻翼两侧到嘴角外侧的较深的沟状纹。法令纹本身是面部表情的一部分，较浅的法令纹不仅不会显得难看、衰老，反而会凸显面部的立体感，使面部的轮廓更完整、更丰满。但随着脂肪的流失，"苹果肌"松弛下移，法令纹逐渐加深，从而影响面部的美感，显得衰老、憔悴。法令纹是面部"三八纹"（泪沟、法令纹、口周纹）里最明显的一道纹，是很多求美者非常在意，也是经常填充的一个部位。

◆ 推荐材料

注射首选大中分子透明质酸，如乔雅登丰颜、极致、雅致和艾莉薇。法令纹由于频繁受到很大的外力牵引，如表情、讲话、饮食，都会对法令纹产生很大的作用力，所以要格外留意填充材料的移位，尽量选择黏性较大的透明质酸材料。少女针由于具有较好的塑形效果，也可以作为法令纹的填充材料。不建议使用胶原蛋白。

◆ 参考操作方法

1. 以透明质酸注射为例：法令纹部位的血管相对较少，透明质酸注射相对安全，注射时宁深勿浅。可使用钝针（25 g 或 27 g，50 mm）从嘴角外侧、法令纹末端入针，进入皮下脂肪层，推至鼻翼两侧，也就是法令纹的起点，退针给药，一次注射即可完成。或者使用锐针，分两个入针点，依次给药，均匀填充法令纹。两侧尽量注射方法和位置、药量一致，确保对称。注射完成后用手法按摩塑形，确保平整圆润，无凸起，衔接自然。

2. 以少女针注射为例：少女针由于也具有一定的定型效果和作用持久，同样适用于法令纹的填充。少女针根据维持时间的不同，分为 S（约 1 年）、M（约 2 年）、L（约 3 年）、E（约 4 年）四种剂型，国内注册的版本为 S。注射方法类似于透明质酸注射，但需要注意，由于少女针具有持续刺激胶原再生的作用，用量仅需透明质酸剂量的 50%～70%。可一次注射完成，也可分为两次，间隔 2 个月。法令纹通常注射剂量为 1～2 ml（两侧）。

（1）少女针注射痛感略强于透明质酸，可敷表皮麻醉 20 分钟。

（2）清洁消毒治疗部位，标记入针点和治疗区域，与求美者沟通确认。

（3）少女针包装为每支 1 ml，配 27 G、3/4"针头（19 mm）。安装针头。

（4）合理计算两侧用量，确保基本一致的基础上，可根据两侧法令纹深浅和长短的不同，适当调整两侧剂量。

（5）少女针针头长度是 19 mm，比对针头长度和法令纹长度，合理设计入针点。

（6）针对部分痛觉敏感的求美者，入针点可使用利多卡因局部麻醉。

（7）沿法令纹方向，自下而上进针，第一个入针点可选在鼻基底下方 2 cm 处，入针后沿皮下推至鼻基底。

（8）回抽确认无回血，退针给药，均匀填充，另一只手同步按摩塑形。注射层次首选皮下脂肪层、骨膜上，也可少量注射在真皮层。

（9）沿法令纹方向连续施打，入针点间隔约 2 cm，直至完成。

（10）注意控制药量，确保两侧均匀一致，宁少勿多。

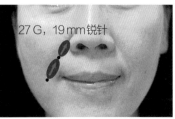

◆ 术后注意事项

建议术后冰敷，减少瘀青和肿胀。入针点可涂抹莫匹罗星或红霉素软膏。法令纹填充的移位问题较普遍，建议求美者控制表情，或适度自行手法固定 1 周左右，1 周后基本定型。

透明质酸填充以即刻效果为准，"所见即所得"，后期可能会有少量的透明质酸分子吸水，造成填充效果的小幅递增，但风险很低，主要的风险集中在移位、外扩。而少女针既有即刻效果，也有远期胶原再生效果，"所见非所得"。需要格外控制药量，宁少勿多。少女针发生结节的风险远低于童颜针。

● 颈纹注射

◆ 推荐材料

去除颈纹首选嗨体注射用透明质酸钠复合溶液。其主要成分为：非交联透明质酸、多种氨基酸、L- 肌肽、维生素。透明质酸用于补充皮肤水分和作为即刻填充材料，可完全降解。脯氨酸、甘氨酸、丙氨酸等是胶原蛋白中含量最丰富的氨基酸。氨基酸是人体所必需的营养物质，辅助机体自身成纤维细胞分泌胶原蛋白。L- 肌肽是一种天然二肽，具有抗氧化作用，可有效抵御皮肤环境中的自由基破坏，对重建的胶原纤维结构具有保护作用。其在体内可由肌肽酶分解生成 β- 丙氨酸和 L- 组氨酸，β- 丙氨酸和 L- 组氨酸又可生成二氧化碳、水和尿素被最终代谢。维生素 B_2 又名核黄素，在组织中以磷酸酯的形式构成两种辅酶，即黄素单核苷酸和黄素腺嘌呤二核苷酸，可辅助胶原蛋白成纤维化，通过胶原蛋白合成、胶原纤维生成、胶原纤维重建的三重聚合，形成胶原纤维。

嗨体透明质酸钠复合溶液既有即刻填充的作用，又能够缓慢释放 L- 肌肽和多种营养物质，修复受损肌纤维细胞，并在真皮下形成新生的自体胶原蛋白网状结构，达到紧肤提升、修复颈纹的作用。

◆ 参考操作方法

1. 清洁消毒，确认治疗位置，嘱求美者低头，可清晰看到颈纹的起止位置，和求美者沟通确认。

2. 使用嗨体注射用透明质酸钠复合溶液自带的针头注射，沿颈纹的走线依此注射。

3．操作者一只手捏住颈纹的皮肤，另一只手斜角入针，到达皮下，平行走针至针头完全进入颈纹下方，退针给药。切记量少而均匀，不可打出皮丘、鼓包。

4．嗨体注射用透明质酸钠复合溶液的包装有 1 ml、1.5 ml 和 2.5 ml，合理分配所有颈纹位置。

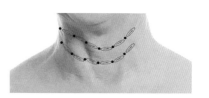

治疗每月 1 次，治疗疗程 3 个月；后续效果维持可每 3 个月 1 次，维持时间 2 ~ 3 年。

◆ 术后注意事项

求美者当天不要过度低头，以免造成材料移位。24 小时内禁止局部碰水和使用化妆品。1 周内避免饮酒和吃辛辣刺激食物、海鲜等。注射部位每天敷医用面膜，连续 5 天。

去除颈纹术后注意事项

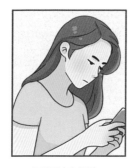
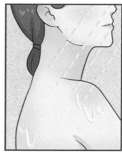
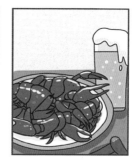

不要过度低头 　　 24 小时禁止局部碰水　　 1 周内避免喝酒，
　　　　　　　　　和使用化妆品　　　　　避免吃辛辣刺激食物

● 水光注射

水光注射也称为中胚层疗法（Mesotherapy），或音译为"美塑疗法"。之所以称为中胚层疗法，是因为真皮层和皮下组织层均由中胚层分化而来，而真皮层和皮下组织层又与肤色、肤质、屏障功能等皮肤问题息息相关。通过水光机或注射器、微针等手段，直接穿透角质层，将营养物质送至真皮层，作用于成纤维细胞，刺激产生胶原蛋白和胶原纤维，达到补充养分、修复抗衰的目的。由于绕过了表皮屏障，吸收率和疗效自然也就明显优于皮肤涂抹和皮外导入方式。

◆ 推荐材料

水光的主要营养成分包括无交联透明质酸、维生素、氨基酸、辅酶、核酸、抗氧化剂、各种微量元素、富血小板血浆（PRP）等。

1．菲洛嘉青春动能素（Filorga）135 HA：菲洛嘉的主要成分为 12 种维生素、23 种氨基酸、6 种矿物质、6 种辅酶、5 种核酸、1 种抗氧化剂和透明质酸，含有成纤维细胞需要的营养，被认为能够促进成纤维细胞的功能。研究显示，通过菲洛嘉中胚层注射，皮肤超声检查显示 3 个月后真皮明显增厚，亮度也得到提升。另一项研究发现，注射 3 个月后，组织学检查显示皮肤促炎性白介素和酶类减少，而 I 型胶原增加。

2．丽珠兰（REJURAN Healer）：丽珠兰的主要成分为多核苷酸（polynucleotide，PN）。这种核苷酸是从与人体适用性相当高的三文鱼中提取 DNA，并均匀分割提炼。其具有良好的稳定性，能够有效改善皮肤内部结构，有效解决皮肤暗沉、皮肤屏障受损、皱纹老化等多种问题。

3．富勒烯：富勒烯是由碳原子组成的一类呈椭球形、球形或管柱状的中空分子，C60 是最常见的富勒烯，由 60 个均衡分布的碳原子构成，呈独特的足球状笼子结构。相比于维生素 C、胡萝卜素、谷胱甘肽等分子，富勒烯捕捉自由基分子的能力明显更强。富勒烯高度亲和自由基的特性可对皮肤起到防护作用，防止和延缓皮肤衰老，改善色斑、痤疮等一系列皮肤问题。

4．富血小板血浆（PRP）：PRP 是将自体血液通过各种离心、分离方法制得的血小板高浓度制品。PRP 中的血小板被激活后，可释放多种生长因子、细胞因子等，可以促进受损、老化皮肤的修复，诱导血管生成、胶原蛋白和弹性蛋白产生，可用于皮肤年轻化的治疗、加速创面愈合、瘢痕防治、促进毛发生长等。

5．维生素 C：有很好的抗氧化、抗自由基、延缓衰老、祛斑美白作用。水光方式注射时痛感较强，建议使用微小剂量即可。

6．谷胱甘肽：谷胱甘肽也是"美白针"的主要有效成分，有较强的抗氧化性，对顽固色斑有较好的效果。

7．其他成分：如"英诺"小棕瓶具有较好的美白祛斑功效，小分子 PLLA 水光童颜针具有较好的嫩肤除皱功效，小剂量肉毒毒素具有较好的收缩毛孔和控油除皱功效等。

◆ 参考操作方法

水光注射分为手针打法、水光机机打法和微针法。建议使用手针打法（"手打"指的是仅使用 2.5 ml 或 5 ml 注射器，不使用水光机和微针）。注射操作前彻底清洁面部，酒精或碘伏消毒，敷表面麻醉药膏（如清华紫光复方利多卡因乳膏）30 分钟，保鲜膜包覆。注射前清除麻醉药膏，再次彻底消毒。

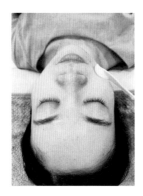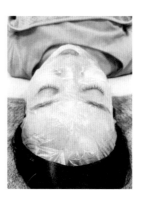

清洁消毒，敷表面麻醉药膏，用保鲜膜或面膜贴包覆 20~30 分钟

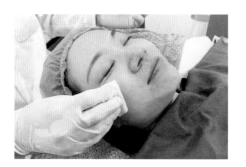

去除药膏，清洁后再次消毒

1. 水光机机打法：这种方式是使用水光仪器，先配好水光针剂，设置好仪器的参数（剂量、深度、注射方式、负压等参数），将针剂放置于水光机内，使用 5 针头或 9 针头，由仪器自行控制注射。这种方法最大的缺点是仪器不具备智能化，只能机械化操作，药物很可能没有有效注射入皮肤内，而大多漏在皮肤表面。

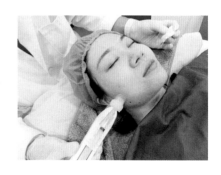

水光机打法往往需配合微针，增加吸收率。

2. 手针打法：使用 2.5 ml 或 5 ml 注射器、34 g，1.5 mm 或 4 mm 针头直接进行皮下注射。45 度斜角入针，入针 1 ~ 2 mm，进入真皮层推药，每针间隔 1 cm 左右为宜，全面部均匀施打。手针打法需注意彻底排空注射器内的气泡，否则也会造成大量漏药。每针剂量不宜过多，约 20 U，至出现肉眼可见的小皮丘即可。

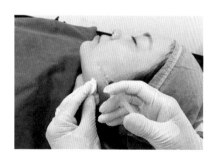

◆ **术后注意事项**

注射完成后，敷医用面膜（如敷尔佳、可复美等）20 分钟，红光照射促进吸收。术后每天敷医用面膜 1 周，24 小时内面部不得碰水，1 周忌食辛辣刺激食物，注意防晒，加强保湿。

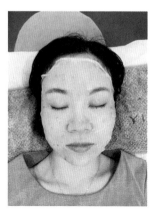 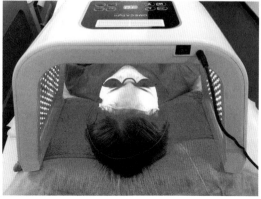

专家支招

　　虽然水光针的疗效受到求美者的普遍肯定，但水光针的痛感一直被求美者所诟病，造成一些求美者在选择水光针时犹豫不决，既希望得到期望的美容效果，又不想忍受疼痛。其实，稍加改良的注射方法既可在很大程度上避免疼痛，又能让求美者在不知不觉中悄悄变美。

　　√ 水光机注射和手针注射并没有痛感差异。痛感差异主要在来自于注射材料的不同。

✓ 敷表面麻醉药膏的时间不应少于 30 分钟，并需要用保鲜膜包裹。表面麻醉药的失效较快，可边揭边打。

✓ 尽量不选择使用维生素 C 原液或含有维生素 C 原液的材料。如果要使用，可以用滚针替代，从而大幅减少痛感。另外，谷胱甘肽和肉毒毒素的痛感也较大。

✓ 建议使用 2.5 ml 注射器，34 g、1.5 mm 针头，避免使用 32 g 以上的针头。

✓ 可在复配的注射药剂中添加 0.2 ml 利多卡因，注射时缓慢推药，可明显减轻痛感。

● 肉毒毒素注射

皱纹的出现会使面部凸显老态。面部皱纹主要包括动态纹（如鱼尾纹、眉间纹、抬头纹、鼻背纹等）、静态纹（随着胶原纤维断裂、胶原蛋白流失，动态纹逐渐演化为静态纹）、下垂纹（如法令纹、木偶纹）、脂肪流失型皱纹（如泪沟、印第安纹）、干纹（如眼周干纹、口周干纹）、肌纤维断裂纹（如颈纹）等。而下颌角过宽、咬肌肥厚会使脸部显得不够柔美、圆润，不符合"三庭五眼"的基本美学原则。将面部轮廓雕塑成完美的"瓜子脸""鹅蛋脸"，是很多求美者追求的目标。在临床上，肉毒毒素注射常用于消除面部动态纹，以及注射咬肌、斜方肌和腓肠肌来达到修饰容貌和体态的效果，故肉毒毒素注射又被称为"除皱针"或"瘦脸针"。

◆ 推荐材料

国内临床常用的品牌有美国艾尔建公司生产的 Botox（保妥适）和兰州生物制药公司生产的衡力肉毒毒素。

◆ 参考操作方法

肉毒毒素是粉剂，低温冷藏，有 50 单位和 100 单位的不同规格。使用前使用 3 ml 生理盐水溶解，摇晃均匀后抽取使用。建议使用 32 g 或 34g 针头注射。通常 1 周之后逐渐起效，维持 3 ~ 4 个月，一般需要多次注射以达到稳定疗效。

1. 咬肌注射方法

（1）清洁消毒，确认注射位置和剂量。很多求美者左右脸不对称，需酌情调整左右侧的药量比例。

（2）2.5 ml 或 5 ml 注射器抽取 50～100 单位的肉毒毒素（视咬肌大小而定），更换 31～32 g、12 mm 针头。

（3）嘱求美者轻轻咬合，手法触摸判断咬肌位置（膨出的较硬肌肉），在咬肌区域分 3 次注射，均匀覆盖咬肌区域。

（4）入针后嘱求美者放松咬肌，再行推药。

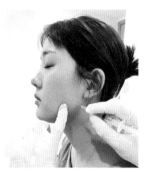 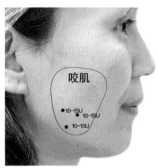

2．面部除皱注射方法

（1）清洁消毒，确认注射位置和剂量，嘱求美者在治疗皱纹的部位做表情，并和求美者沟通，以便确认位置无误。

（2）1 ml 注射器抽取相应剂量的肉毒毒素，可复配少量利多卡因，更换 32 g、4 mm 针头。

（3）注射原则是多点定点注射，宁浅勿深。

（4）可注射在产生皱纹的对应肌肉，也可以注射在真皮层，打出皮丘。每针剂量 2～3 个单位，可斜角入针，也可垂直入针，入针点间隔 1 cm 以上。

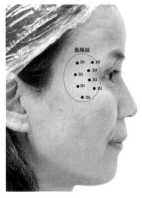 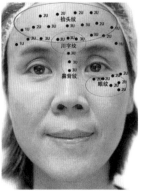

◆ **术后注意事项**

动态纹注射术后 4 小时不要低头。咬肌注射术后 1 周内少吃过硬的食物。眼部除皱注射后的不良反应有眼睑下垂、局部水肿和瘀斑、上睑下垂、眼睑闭合不全。面部除皱注射后的不良反应有上唇下垂、鼻唇沟变浅、表情不自然、额部紧绷感、邻近部位皱纹加深。